NINGXIA RENQUN SHENGZHI JIANKANG ZHUANGKUANG JI YINGXIANG YINSU YANJIU

宁夏人群生殖健康状况及影响因素研究

郑 华 乔光莉◎著

黄河出版传媒集团
阳光出版社

图书在版编目（CIP）数据

宁夏人群生殖健康状况及影响因素研究 / 郑华，乔
光莉著. -- 银川：阳光出版社，2022.10
ISBN 978-7-5525-6559-1

Ⅰ.①宁… Ⅱ.①郑… ②乔… Ⅲ.①生殖健康－健
康状况－影响因素－研究－宁夏 Ⅳ.①R169

中国版本图书馆CIP数据核字（2022）第206470号

宁夏人群生殖健康状况及影响因素研究   郑 华 乔光莉 著

责任编辑 胡 鹏
封面设计 石 磊
责任印制 岳建宁

 黄河出版传媒集团
阳 光 出 版 社 出版发行

出 版 人 薛文斌
地　　址 宁夏银川市北京东路139号出版大厦（750001）
网　　址 http://www.ygchbs.com
网上书店 http://shop129132959.taobao.com
电子信箱 yangguangchubanshe@163.com
邮购电话 0951-5047283
经　　销 全国新华书店
印刷装订 宁夏银报智能印刷科技有限公司
印刷委托书号 （宁）0024667

开　　本 720mm×980mm 1/16
印　　张 12
字　　数 200千字
版　　次 2022年10月第1版
印　　次 2022年10月第1次印刷
书　　号 ISBN 978-7-5525-6559-1
定　　价 56.00元

目　录

第一章 绪论

第一节 研究背景

1994年，在开罗召开的联合国国际人口与发展会议上，提出了生殖健康是指与生殖系统、生殖功能和生殖过程有关的一切活动中的生理、心理和社会上的一种完好状态，而不仅仅是没有疾病或不虚弱。

根据上述定义，可以将生殖健康的主要内容归纳为以下六点：人们能够有满意而且安全的性生活；有生育能力；可以自由而且负责任地决定生育时间和生育数目；夫妇有权知道和获取他们所选的安全、有效、负担得起和可接受的计划生育方法；有权获得生殖健康服务；妇女能够安全地妊娠并生育健康的婴儿。

我国对计划生育的定义是"计划生育是有计划的生育，主要内容为提倡晚婚、晚育，少生、优生，从而有计划地控制人口"。可以看出，这两个概念密不可分，但前者不仅局限于通过有计划的生育达到人口学的期望值，更看重于满足人们从出生到死亡的不同生命阶段的生殖保健，是涵盖生命全周期的健康概念。新近颁布的《中国妇女发展纲要》中也强调了这一理念。

正是由于生殖健康概念中所强调的是覆盖全生命周期的服务，而不同的生命阶段其所发生的生殖健康代表性事件又有所差异，因此，选择不同生命阶段所表现出的特定的、具有代表性的生殖健康重点事件进行系统的、深入的、有区别的分析和研究，是本书的切入点。

一、男性婴幼儿的生殖健康状况

0~3岁男性婴幼儿处于人体生长发育的初级阶段，此期的性发育处于静止状态。因此，从胚胎发育期所表现的外生殖器官出生缺陷是这个年龄段刚一出生就必须面对的、具有代表性的生殖健康重点事件，对其发病及影响因素进行深入系统的研究具有十分重要的现实意义。

婴儿是生命的开端。男性婴幼儿是男性群体的后备军，他们的生殖健康状况直接关系到这一群体的未来。然而，近年来诸多报道指出，男性婴幼儿外生殖器官出生缺陷的发病率有逐年上升的趋势，严重影响了社会的发展和人民的福祉。

如有研究表明，与男性荷尔蒙失调相关的男童外生殖器官出生缺陷——尿道下裂的发病率逐渐上升。患此病变的男童无法站立排尿，成年后还会影响性功能与生育能力。国内的一项研究表明，1996—2001年，男性婴幼儿尿道下裂发病率有逐年上升的趋势，且城市发病率比农村高，沿海发病率比内地高，与婴幼儿出生缺陷总体发病率的分布有明显差异。国外相关资料也显示了类似的情况，英国布里斯托大学在一项14000名男童健康检查中，发现了51名尿道下裂患儿。Baskin L S 报道，近30年来，尿道下裂的发病率不明原因地提高了一倍，且严重类型的尿道下裂比率显著提高。

关于男性婴幼儿尿道下裂的发病原因，袁泉等人在深圳检测了237例患儿的 DNA，发现造成单纯性尿道下裂的原因以常染色体异常为主，而其他外生殖器畸形（小睾丸、隐睾等）与性染色体异常关联度较高。Garcia A.M. 等研究发现长期暴露于杀虫剂污染环境和在怀孕早期有杀虫剂接触者的后代其尿道下裂的发病率明显较高。有报道指出，母体孕早期吸烟会诱发胎儿尿道下裂的发生，可能与诱发胎盘细胞色素 P4501A1（CYP1A1）mRNA 的表达有关，而胎盘中 CYP1Al 的主要作用是将具有潜在毒性、致突变性的外源性物质氧化成为活性产物，使后者能与 DNA 发生共价结合，引起基因突变或影响基因的开放及表达，从而导致组织突变。

此外，隐睾也是男性婴幼儿常见的外生殖器官出生缺陷，目前其发病率是20世纪70年代的3倍，高达5%，且仍呈不断上升的趋势。隐睾虽然在出生后仍有可能自然下降，但2岁以后继续下降的可能性很小，成年男性的隐睾患病率仍为0.3%。隐睾不仅易使睾丸受到损伤，发生扭转，更重要的是会增加男性先天不育及睾丸恶性变的危险。Paulozzi L J 等研究发现，隐睾症是引起睾丸癌变和男性不育的主要危险因素。睾丸癌患者中有隐睾病史者达3.5%～14.5%，且癌变不仅发生于隐睾侧，还发生于健侧睾丸，说明隐睾还可引起对侧正常睾丸癌变。关于隐睾的发生原因不明，但有报道显示，在睾丸下降的过程中，任何环节出现问题都可能导致隐睾的发生。

宁夏属于传统意义上的"老、少、边、穷"地区，中华人民共和国成立以来，伴随着经济的发展、社会的进步，人民生活水平不断提高，那宁夏男性婴幼儿的生殖健康状况如何呢？纵观国内文献，罕见报端。但有报道显示，近年来宁夏男性婴幼儿出生缺陷的发生率有增高的趋势（2000年9.26‰、2007年11.98‰、2009年12.87‰），原因需要进一步分析和探讨。

二、青少年的生殖健康状况

青春期的性发育处于由幼稚型向成熟型转变的变化发育状态。青春期的启动，预示着青春期发育的开始以及身体形态和机能即将发生激烈的变化。了解该时期反映身体发育各指标的变化及其影响因素，将有助于认识青少年生长发育的变化规律，具有十分重要的现实意义。

青春期是指由儿童逐渐发育为成年人的过渡时期，是人体迅速生长发育的关键时期，也是继婴幼儿期后，人生第二个生长发育的高峰期。近两个世纪以来，"生长长期变化趋势"表现为儿童生长水平的提高和青春期发育的提前。

有报道显示，我国东部地区儿童青少年的生长发育水平均高于中、西部地区，可能是由于东部沿海地区相比于中、西部地区经济水平较高，人均消费水平和饮食结构的差异使得经济发达地区的青少年更早进入青春期，生长突增期更长。张迎修2000年比较我国11个沿海省市学生的体质监测数据得出，总体上沿海省市儿童青少年的生长发育水平优于全国平均水平。而早在2005年，李丽霞的研究就证明，山东烟台地区青少年身高发育突增期提前，月经初潮年龄、首次遗精年龄提前，标志着这一地区青少年青春期性发育的提前。马爱平在对北京青少年的研究中发现了同样的问题，改革开放以来，北京市青少年的生长发育水平也有了很大提高，身高、体重、胸围等指标都有显著增长，生长发育持续提前，生长突增高峰年龄前移。

因此，许多学者都不约而同地将青少年生长的长期趋势作为"生活状况的生物标准"之一，认为它可与国内生产总值（GDP）、人均期望寿命、婴幼儿死亡率等指标来共同反映社会的公平性。青春期发育提前不仅能影响儿童青少年的心理行为，还会增加成年后肥胖、心血管疾病、激素相关癌症等的患病风险。因此，研究影响青少年青春期发育的因素就具有了十分重要的现实意义。

遗精是发育正常的男性青少年所出现的生理现象。男孩随着年龄增长和身体发育，第二性征发育成熟，睾丸产生精子，精囊和前列腺分泌精浆，二者混合形成精液。当精液积聚达到饱和时，可以通过遗精的方式排出体外。首次遗精是男性青少年性成熟的一个重要标志，研究发现，首次遗精年龄与遗传、营养、生活习惯（饮食特点、睡眠、体育锻炼）和社会环境等多因素有关。

月经是发育正常的女性青少年所出现的生理现象。女孩每隔一个月左右，子宫内膜发生一次自主增厚，血管增生、腺体生长分泌以及子宫内膜崩溃脱落并伴随出血。有报道显示，月经初潮年龄与种族和亲属的初潮年龄有关，对同卵双胞胎与异卵双胞胎乳房开始发育年龄和初潮年龄的研究也揭示了青春期发育受到遗传因素的影响。

纵观国内外文献，研究影响男童青春期发育时间的报道有限，但对男性青少年青春期发育提前可能导致的远期影响的报道较多。如有学者指出，男性青少年青春期发育提前与成年体型以及许多内科疾患的发生有关。青春期发育时间早会引起青春期前生长的减少和长骨干骨骺的提前融合，进而使生长板提前闭合、生长停止，成年期的身材比青春发动时间较晚者更矮。男性青春期发育时间与睾丸癌的发病高峰年龄有强关联，澳大利亚一项以人群为基础的病例对照研究显示，雄激素作用延迟（例如青春期生长突增延缓）与前列腺癌风险的减少有关。因此，青春期发育时间应早晚适宜。

在对女童的研究中显示除遗传因素外，青春期发育时间还受到环境、膳食和自身行为等因素的影响。目前认为，下丘脑—垂体—性腺（HPG）轴系统在青春期启动中起着决定作用，从理论上来讲，任何影响下丘脑、垂体、性腺及其所分泌激素的基因均可能对青春期发育产生作用。国外的研究已证实，特发性低促性腺激素性性腺功能减退症（IHH）和 Kallmann 综合征是由于一系列的基因变异影响了 HPG 轴的正常生理功能所引起的，有关的基因分别是促性腺激素释放激素受体（GnRHR）基因、促性腺激素释放激素受体（GnRH1）基因、G 蛋白耦联受体54（GPR54）基因与 KAL1、成纤维细胞生长因子受体1（FGFRl）基因、前动力蛋白 −2（PROK2）基因和前动力蛋白受体 −2（PROKR2）基因等。性早熟为 McCune−Albright 综合征患者的临床表现之一，其遗传学基础是 G 蛋白 α 亚基的变异。

此外，环境内分泌干扰物（EEDs）能干扰生物体内某些激素的合成、分泌、运输、代谢、结合或排泄，进而对机体内环境的稳态以及生殖和发育过程产生影响。目前国外流行病学研究较多的，可能与青春期发育提前有关的 EEDs 主要是邻苯二甲酸盐、多溴联苯、双酚 A（BPA）、二氯二苯三氯乙烷（DDT）及其代谢产物二氯二苯二氯乙烯（DDE），其中以 Blanck 等对美国密歇根州在1973年发生的多溴联苯（PBBs）暴露事件的研究最为经典。他们对在此事件中暴露女性的后代进行追踪，发现子宫内高暴露水平的 PBBs 与初潮年龄提前有关。

膳食与健康密切相关。目前国外大多数研究一致认为，较高的动物性蛋白质摄入量与儿童的初潮年龄和变声年龄提前有关，其可能的机制是动物性蛋白质（主要是乳制品中的蛋白质）促进机体胰岛素样生长因子 −1（IGF−1）的分泌，而 IGF−1作用于下丘脑—垂体—性腺轴，影响青春期发育。而植物性蛋白质摄入量则与儿童乳房开始发育年龄、初潮年龄和变声年龄呈正相关关系。除此之外，国外的研究还发现，较高的总脂肪和多不饱和脂肪酸摄入量与女性初潮年龄提前有关，而较高的动物性脂肪、饱和脂肪酸和单不饱和脂肪酸摄入量则与女性初潮年龄推迟有关，至于不同类型的脂肪酸具体的作用机制目前还不清楚。

首次遗精和月经初潮的发生季节在同一种族间也存在着相似的规律。如我国群体季节分布资料显示，绝大多数群体夏季发生首次遗精和月经初潮的机率最高。而国外资料曾报道，意大利女孩月经初潮月份高峰为1月及7—9月；挪威女孩月经初潮月份高峰为1月及9月。

学者们对于首次遗精和月经初潮高峰发生于夏季有着三种相辅相成的解释。其一精神放松学说。提出这一学说的是日本学者。研究显示，精神活动、机体困顿等均可以影响人类大脑皮层的机能状态，从而进一步影响到下丘脑、腺垂体的机能。腺垂体的机能活动改变会引起性腺活动的变化，这可能是人处于闲暇、精神处于松弛状态时易出现首次遗精和月经初潮的生理机制。其二是松果体抑制学说。因为松果体分泌的褪黑激素对腺垂体的内分泌功能有抑制作用，而松果体的功能又受到光线的抑制。大鼠试验显示，切除松果体可以阻止因营养低下而推迟生殖系统成熟现象的出现。如一些居住在北半球的正常女孩，初潮多数发生于6月。其三是气温主控学说。有专家指出，气候因素对人体机能的影响是多种地理、气象因子综合作用的结果，单因子分析常不易揭示其对人体作用的特点（如湿度等），但气温这一因子却较其他气候因子表现出了与月经初潮的发生更为明显而稳定的关系。此外，随着气温的增高，机体代谢也随之增强，生长发育提速，加之与生长发育有关的维生素 C 和血清中 Ca、P 等在机体中的含量也以夏季最高，这可以解释以初潮发生为标志的生长发育在夏季出现一个高峰的事实。

此外，对男女性而言，睾丸和乳房的发育状况也是整个青春期衡量其性发育程度的重要事件之一。而将睾丸、乳房发育作为评定男女孩青春期启动的标志，则是出于对其稳定性、可靠性以及易检性的考量。

宁夏地处我国西北，经济发展和文化水平都相对滞后，青少年的青春期发育状况怎样、生殖健康水平如何，纵观历史文献少有涉及。为数不多的几篇文献也仅是对首次遗精年龄或月经初潮年龄进行描述，缺乏对青少年青春期发育各项指标的综合检测和评判。

三、已婚育龄男女的生殖健康状况

男女两性在育龄期处于性活跃状态，由于在此期还肩负着生育的使命，使得其生殖健康状况变得异常复杂而多变。因此，对这一时期与性及生育有关的生殖健康重点事件进行深入研究，也具有十分重要的现实意义。

育龄期是人生中的关键时期，此期的生殖健康状况直接关系到个人的生活质量、家庭的幸福和子代的健康。育龄期男性在生殖、家庭和社会生活中，承担着重要的角色，目前在国际上已经达成了"对男性外生殖器健康状况的认识以及对相关疾患的预防标志着一个国家文明水准"的共识。

精索静脉曲张（varicocele，VC）是育龄期男性常见的生殖相关性疾病，是由于包绕精索的精索静脉和蔓状静脉丛的扩张而引起的血管性精子发生障碍。以左侧发病为多，亦可双侧发病或单发于右侧。病人可以全无症状，如有症状，则久立后感阴囊坠痛，重时可牵涉同侧下腹部。VC 传统手术采用腹股沟切口，高位结扎精索内静脉，并切除阴囊内部分扩张静脉。近年来有报告指出，VC 已经成为男性不育症的首要原因，主要表现为精子发生阻滞、精子数量减少、精子质量下降。在原发性男性不育患者中，VC 的发病率约为35％，在继发性不育患者中可达 80％，且无种族差异。

VC 的发病机制国内外均进行过大量研究，现仍存在争论。Braedet 提出个体胚胎发育时静脉系统的退化失调是精索静脉曲张的病因。但大量的统计资料显示，青春期前 VC 发病率并不高，进入青春期后，发病率明显增加。也就是说 VC 与性发育有着同步关系。Braedel 的推测显然无法解释其原因。Cayan S 等调查发现，11~14岁男性患病率是7.3％，15~19岁男性患病率是9.3％，11岁以下少见发病，这一发现也反映了 VC 发病的时间依从性。另有报道显示，男性在日常生活中的行为因素可影响 VC 的发病，吸烟、上网和手机使用频率与 VC 的发病有关。上网时久坐可压迫髂总静脉，使精索静脉部分回流受阻。上网带来的辐射、室内空气质量差、长时间一种持续体位和注意力集中等均可增加男性生殖系统疾患的发生率。吸烟可造成机体自主神经功能亢进，内分泌失调，同时可影响体内激素水平，造成内环境紊乱，可能对 VC 的发生、发展有一定影响。因此，明确 VC 的发病机制和诱因，进行行为因素的相关性研究，继而采取有针对性的干预，意义重大。

包皮过长是泌尿男科中最常见的畸形之一。男子成年后，阴茎皮肤包裹阴茎头，使阴茎头不能完全外露，称为包皮过长。导致包皮过长的原因多种多样，先天性阴茎头包皮粘连或包皮外壳狭窄是导致包皮过长的常见原因。阴茎包皮外伤会导致阴茎血肿机化性粘连。男性阴茎向上生长的能量比较缺乏，也会导致包皮过长。包皮过长可以分为真性包皮过长和假性包皮过长两种。到了青春期发育阶段，如果勃起时包皮仍包着龟头不能外露，但用手上翻时能露出龟头的，就称为真性包皮过长。假性包皮过长是指包皮覆盖尿道口，但能上翻，露出尿道口和阴茎头。也就是说，伴随着年龄的增长以及阴茎的发育，至青春期后，许多假性包皮过长在阴茎充分勃起后会不再包裹龟头，而转变成正常包皮。鉴于此，临床上为了防止对部分假性包皮过长进行过度治疗，多选择在12岁以后（即在真性包皮过长确诊后）进行包皮环切术。

包茎也是育龄男性经常罹患的生殖相关性疾病。新生儿生理性包茎的发生率约为96%。以后随着阴茎的发育，包皮粘连逐渐被吸收殆尽，包皮狭窄逐渐扩张直至冠状沟完全外露。在男孩生长发育的过程中，无需特殊治疗或处理的情况下，4岁到14岁的男孩生理性包茎的发生率分别下降到10%和1%。相反，如果生理性包茎不能吸收或者在发育过程中出现继发包皮远端狭窄疤痕则为真性包茎或者病理性包茎。据统计，美国的社区医院每年有1.2万新生儿男婴接受包皮环切手术。据不完全统计，在中国只有小于10%的新生儿在出生时就进行了包皮环切术。因此，在中国有大量的成人患有包皮过长或包茎。许多报道指出，包皮过长和包茎不利于龟头和阴茎的发展，影响男性的性功能，并与性传播疾病及阴茎肿瘤存在密切联系。

针对男性包皮过长和包茎影响因素的相关性研究较少。国内曾有学者指出，男子15岁以前包茎和包皮过长者波形蛋白的表达水平较15岁以后略高，差异有统计学意义（t=4.496、2.057，P=000、0.049）。15岁以后包茎和单纯包皮过长者波形蛋白的表达水平开始下降。包茎组和包皮过长组波形蛋白的表达水平均与年龄呈负相关性（r=−0.746、−0.288，P=0.000、0.123）。提示波形蛋白可能是参与形成不同形态包皮的重要因素，男子包皮组织中波形蛋白的表达水平与年龄因素有一定的相关性。另有一项以大鼠为试验对象的研究发现，小脑损伤后的2~10天，波形蛋白出现在受损组织的临近区域，导致受损处出现胶质瘢痕，提示波形蛋白可能促进组织的再生和修复。

梅毒是由梅毒螺旋体（Treponema palladium，TP）感染引起的慢性全身性传播疾病，严重影响患者的身心健康。自2000年起，梅毒在普通人群中传播加速，2014年我国梅毒发病率在乙类传染病中位居第三。有报道指出，宁夏男性的梅毒螺旋体筛查阳性率在全国属于较高水平。那么在宁夏育龄人群这一肩负着重要生育责任的群体中，梅毒螺旋体筛查阳性的发病状况如何，是否具有患病的影响因素，鲜有报道。

女性肩负着自身生产的重任，在繁衍、子女养育等方面起着决定性作用，其养育行为对社会的繁荣、经济的可持续发展具有重要意义。现有报道显示，育龄女性中生殖道感染（Reproductive Tract Infection，RTI）、性病和艾滋病的发生率显著增加，而在女性中出现过RTI症状者高达85%。世界卫生组织1995年的统计数据表明，该年中至少有3.3亿人罹患RTI，并且这些病例多数分布在发展中国家的落后地区。如印度RTI的检出率为52%~92%；而在我国，RTI的检出率局部地区高达69%。妇女是RTI的弱势人群，这归因于所谓的"性病的生物学性别歧视"。RTI严重损害着广大妇女的体质健康，在发展中国家已成为十分重要的公共卫生课题。

此外，随着经济的发展和居民观念的改变，近年来女性发生非意愿妊娠的比例增多，通过人工流产方式终止妊娠的概率也随之增高。据统计，在中国已婚育龄妇女中，约27%的人进行过补救性人工流产。据世界卫生组织统计，全球每年人工流产高达4800万次，我国占比近1/3，其中24岁以下青少年占50%以上，同时重复流产率也较高。尽管现代人工流产技术日臻成熟，但是因其并发症很高，严重威胁着女性的生殖健康。许多研究表明，行为学因素是决定其发生率高低的主要因素。如有报道显示，未婚人群对生殖健康的知识掌握不够、正确态度持有率低是导致未婚女性人工流产率增高的主要原因。而已婚人群则由于不再有生育需要而放松对自身生殖健康的关注和爱护，导致重复流产的发生。因此，认真梳理造成非意愿妊娠的原因，并对其进行行为学干预具有十分重要的意义。

综上所述，育龄期男女在此期均肩负着重要的生殖健康责任和义务，并承受着相应的风险，其生殖健康状况纷繁复杂、变化多端，对其进行发病状况及影响因素研究更要注意理清思绪、剥茧抽丝，抓住重点。

四、生殖健康的知信行理论

知信行理论（knowledge/attitude/practice，KAP，以下简称KAP）是改变人类健康相关行为的模式之一，也是一种行为干预理论，它将人类行为的改变分为获取知识、产生信念以及形成行为三个连续过程。该理论认为：知识是建立积极、正确的信念和态度，进而改变相关行为的基础。一般来讲，掌握的知识越深，实行的倾向性也越强。

根据KAP理论，从"知"到"信"再到"行"，三者之间存在着因果关系，但不存在必然关系。例如知道随地吐痰是不卫生的人很多，但相信随地吐痰有害还照样吐的人大有人在。说明从知到行要经过许多不同的层次。社会文化、风俗、习惯、社会舆论、道德观念、法令法规等都对人的行为有直接的影响。可见一种行为的转变是一个既复杂又困难的过程。健康教育必须动员社会、部门、学校、家庭等多方面的力量，实行健康促进才可能完成一种行为的改变。

近年来国内对KAP理论在生殖健康领域的运用研究较为活跃，人们已经逐渐认识到KAP理论对改变人们的生殖健康状况、提升生殖健康水平的重要意义，并进行了许多有价值的行为学干预研究。这些研究主要是关注生殖健康政策研究、生殖健康知识的掌握对不同群体生殖相关行为的影响作用等。

如韩菊梅、林清霞等对大学生进行了性与生殖健康KAP现状及教育干预研究，结果显示，经性与生殖健康教育，大学生对自慰、避孕、流产方式的认识大有提高，差异有统计学意义（P<0.05）。他们认为大学生的性与生殖健康教育是十分必要的，应针对大学生的需求进行相应的知识教育。查文婷对未婚人流女性生殖健康知识、态度、行为（KAP）及影响因素进行研究后发现，多个因素对未婚人流女性生殖健康知识、婚前性行为态度、避孕措施采取频率和人工

流产次数有影响。而周钰等在对高中学生生殖健康KAP及需求进行调查后指出，高中学生生殖健康知识缺乏，有20%的学生不知"女性何时有生育能力"，仅有22.3%的学生认为"少女怀孕有害生殖健康"，认为应重视学生基本的生殖健康知识教育。

这些调查对特定群体的生殖健康KAP状况进行了有意义的探索，主要针对普遍意义上的生殖健康重点人群——包括大学生、流动人口，对农村地区人群也有涉及，但文章不多。涉及宁夏地区的文章更是少之又少，仅有一篇名为《宁夏地区本科生紧急避孕KAP分析》的文章，是对宁夏地区大学本科学生紧急避孕的KAP分析。截至目前，暂未发现关于宁夏人群生殖健康KAP状况的研究。

实际上，KAP理论认为知识、态度、个人行为和群体行为四者相比，转变所需的时间和难度是不同的。知识的转变比较容易达到；态度的转变，因受感情的影响，比知识转变困难些，历时也长些；个人行为的转变则比前二者更困难、更费时；组织与群体行为的改变最难达到，并费时最久。因此，了解宁夏人群对生殖健康服务的满意度和需求状况，并用KAP理论进行实证分析，继而达到改变行为的目标，是需要一定的理论与实践经验的。

综上所述，宁夏作为我国西北省区，经济文化水平相对落后，人群的生殖健康状况较少被研究者关注，相关的研究处于稀缺甚至真空状态，需要有信心致力于此研究的学者，进行系统而深入的探研，这不仅可为后续的宁夏地区群体的生殖健康状况研究奠定基础，也可为提升宁夏地区人群的整体生殖健康水平提供可供参考的理论依据。

五、国内研究局限性

随着社会的发展，许多因素都可能导致人类生殖健康水平的下降，如环境污染的日益严重、工作压力的不断增加、营养的不均衡摄入以及不良生活方式的消极影响等。近年来的研究表明，人类的生殖健康水平已经发生了巨大的变化。例如：1992年丹麦学者首先报告男性精液质量下降，后续又有许多国家包括中国报告了相似的研究结果。另就食物而言，学者们推测普遍出现的性早熟现象，如女孩月经初潮和男孩遗精年龄提前等，均起因于食物中存在的类激素样物质。

因此，许多国家已经认识到生殖健康对于整个社会发展的重要性，并加大了对这一领域的研究。如欧美各主要发达国家利用强大的监测机构，对各种生殖健康数据进行监测和整合，这些机构包括民间盈利和非盈利机构。政府则通过建立全国性的网络和数据库，为生殖健康的研究和服务提供平台。凭借这些强有力的组织，政府和民间机构可以及时地监测、发现生殖健康水平的变化动向，使预警成为可能。

相对而言，我国生殖健康研究的系统性、规范性以及科学性与国外相比仍存在差距。同类研究多只针对单一目标或靶标，处于零散、非规范化、非系统化状态，降低了其研究成果的延伸价值。目前，为数不多的相关研究，多局限于对某个性别（男性或女性）、某个群体（育龄女性、高校大学生、流动人口等）、某个方面（生殖健康服务需求、生殖健康影响因素、生殖健康知识普及等）的研究，而忽视了对涉及生命各阶段的生殖过程和功能的总体判断，以及包括知信行在内的综合性评价和研究。

此外，多数研究还倾向于对生殖健康现象进行描述性展示，而对于这种现象与其他现象之间的联系，以及这种现象背后所隐藏的更深层次的社会行为学影响因素的研究较少涉及。实际上，诸多研究业已证实，人类的很多慢性疾病的发生都是可以在其社会、文化、环境以及行为因素方面追根溯源的。这种"源"虽很可能不会是直接的因果关系，但却可能是某种不为人知的、更为复杂的联系。那么在生殖健康领域，是否也存在着影响人们生殖健康状况的、可干预、可控制、可操纵的因素，正是本书所期待研究和探索的。

第二节 研究目的及意义

一、研究目的

生殖健康是国际社会公认的最基本的人权，也是公共健康领域关注的焦点问题。目前，关于宁夏地区人群生殖健康水平的相关研究较少。本研究以宁夏人群0~3岁男性婴幼儿、处于青春期的男女青少年以及处于生殖旺盛期的男女性育龄群众为研究对象，以不同生理阶段所表现的不同的生殖健康状态为研究靶点，对不同年龄段人群的生长发育特点、生殖健康状况及其影响因素进行综合评价，试图较为全面地揭示宁夏人群生殖健康现状，深刻了解宁夏人群对生殖健康的服务需求及生殖健康供给方提供服务的效果，探索制定宁夏生殖健康重点干预路径，为卫生决策部门制定相关政策提供理论依据。

二、研究意义

本研究通过描述宁夏人口的生殖健康现状及生殖健康需求，分析各种生殖健康现象背后潜藏的相关影响因素，探索提供生殖健康服务的适宜途径和方法，为提高宁夏生殖健康水平、推动计划生育优质服务提供可供参考的理论依据。

第三节 研究内容与技术路线

研究内容与技术路线详见图1-1。

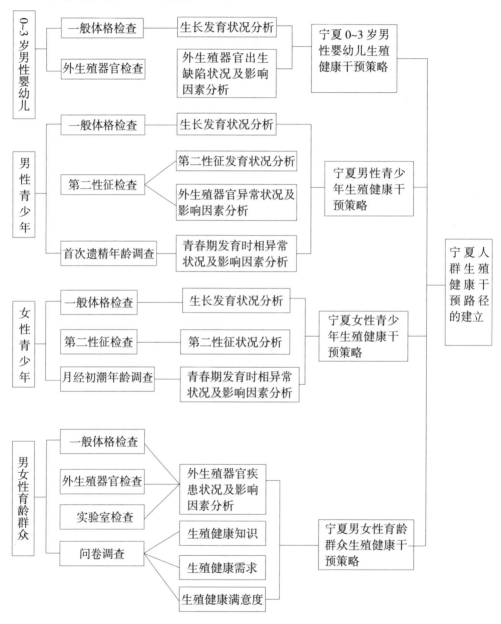

图1-1 研究内容与技术路线

第二章 宁夏0~3岁男性婴幼儿生殖健康现状及影响因素研究

婴幼儿时期是生命发生的初始阶段，由于此期性静止的特点，使这一时期的生殖健康突出问题集中于外生殖器官出生缺陷的发生。许多报道显示，由于男性生殖器官外露及胚胎发育的特点，其外生殖器官出生缺陷的发生率明显高于女性，且呈现出落后国家高于发达国家、发展中地区高于发达地区、农村高于城市的特点。为了解宁夏0~3岁男性婴幼儿外生殖器官出生缺陷的患病情况，探讨影响其发病的主要因素，为进一步开展宁夏0~3岁男性婴幼儿外生殖器官出生缺陷干预项目制定方案提供决策依据，本研究对于宁夏0~3岁男性婴幼儿开展了外生殖器官出生缺陷的现状调查。

第一节 调查对象与方法

一、调查对象

采取分层整群随机抽样的方法进行调查。首先，从全区22个县（市、区）中随机抽取6个县（市、区）（兴庆区、金凤区、西夏区、永宁县、贺兰县、灵武市）作为项目县（市、区）。然后，根据6个项目县（市、区）常住人口数量与总体常住人口数量的比重，确定各县（市、区）的样本数量。兴庆区常住人口占总体的33.92%，按比例应抽样本482个；金凤区常住人口占总体的14.18%，按比例应抽样本640个；西夏区常住人口占总体的16.22%，按比例应抽样本732个；永宁县常住人口占总体的10.73%，按比例应抽样本485个；贺兰县常住人口占总体的11.58%，按比例应抽样本523个；灵武市常住人口占总体的13.37%，按比例应抽样本604个。随后，每个县（市、区）按照测算的数据，抽取3~4个行政村，对村里符合条件的0~3岁男性婴幼儿进行调查。共计抽取0~3岁男性婴幼儿4519例（4477个有效样本），纳入抽样标准。

调查对象的纳入标准：男婴系单胎出生，其父母理解调查的意义和目的，自愿带领其参加。男婴的父母为在本地区连续居住6个月以上的常住人口。

二、研究方法

（一）一般体格检测

1. 身长

应用携带式量板测量身长。被测试者脱去外衣、鞋袜、帽子，采用卧位，穿单衣裤仰卧于量板底板中线上，以厘米为单位，记录到小数点后两位。

2. 体重

用最大载重量为50公斤的杠杆式体重计测量体重，婴幼儿测前先排空大小便。称体重时，采用坐位，记录所示读数，以公斤为单位，保留至小数点后两位。

（二）外生殖器官检测

主要检测男婴外生殖器官是否存在出生缺陷，如隐睾、尿道下裂、小睾丸、小阴茎、两性畸形等。被检查者在室温、自然光线下裸露下身，由调查县（市、区）计生服务中心具有主治医师及以上职称的专业技术人员进行调查。

三、质量控制

（一）调查实施前

调查前，研究人员多次咨询儿科学、男性学专家，对项目进行整体设计与可行性论证，慎重审核项目纳入标准，对调查中发现的问题予以及时更改和调整。按照严格的抽样方法确定被调查地区。选择当地具有主治医师及以上职称的专业技术人员进行统一培训，规避人为测量偏倚。现场调查前统一编绘项目指导书，召开调查现场工作会议，统一体检标准，规范操作流程。

（二）调查过程中

首先对参加测试的专业技术人员进行规范化培训，充分理解并掌握要求。在进行实际测试时，所有主检者和记录者首先集中对1名男婴进行检查，通过对10~30名调查对象进行逐一的检查，达成规范执行的统一标准。然后再分为不同检查组，同时进行检查。检查中如遇到特殊问题，所有主检者同时参与讨论，达成一致意见。

（三）调查结束后

再次检查全部收回的调查表格，对调查表格的质量进行初筛，剔除无效者。同时逐一核对问卷编号，采用双人录入的方法，将有效表格输入计算机。遇到逻辑错误及时核对原始问卷并进行一致性检验，规避人为输入错误，确保输入数据的真实性和准确性。

四、数据分析方法

采用 Epidata3.0软件进行数据录入，SPSS21.0、Stata 软件进行数据分析。对调查对象的一般人口学状况、体格检查状况、外生殖器官缺陷等进行描述性分析。对调查对象外生殖器官出生缺陷的相关因素分析，采用 Poission 回归模型进行统计学分析。

Poission 回归模型是多变量非线性回归分析的扩展，其实质是对数线性方程，其理论基础是基于分布。一方面它可以用于单位时间、面积、空间内某事件发生数的影响因素的分析，另一方面可以用于以人群为基础的稀有疾病、卫生事件资料的影响因素的分析。因外生殖器官出生缺陷的发生是小概率事件，因此本研究选用 Poission 回归模型进行分析。

Poisson 回归模型原理：Poisson 回归模型是广义线性模型中的一种，是根据某事件的计数变量来建立模型，适合描述单位时间内随机事件发生的次数。当事件的发生率很低、该事件的发生数也符合泊松分布时，其一般形式表示为：

$$\ln(\hat{\lambda}_{jk}) = \beta_0 + \beta_1 X_1 + \beta_2 X_2 + \cdots + \beta_p X_p$$

其中 $\hat{\lambda}_{jk} = \hat{d}_{jk}/\hat{n}_{jk}$ 表示某事件在某时间段内的发生率，$\hat{d}_{jk}$ 为发生某事件的人数，$\hat{n}_{jk}$ 为发生该事件的暴露人数或人年数。X_1，$X_2 \cdots X_p$ 发生是影响事件发生发展的危险因素（混杂因素、暴露因素）。β_0 为常数项，β_1，$\beta_2 \cdots \beta_p$ 为各危险因素对应的参数。$IRR = e^{\beta_p}$，是事件发生率的比值，用于说明各组的危险度。

参数估计及拟合度检验：在实际应用中，常用偏差统计量或 Pearson 卡方值作为固定膨胀系数进行校正，增大标准差来提高拟合结果的精准度。AIC 和 BIC 的值越小说明模型的拟合度越好。

五、医学伦理原则

本项目的目的是研究宁夏男性婴幼儿的生殖健康状况，涉及人群最私密部位的健康状况，因此严格按照生殖健康咨询的伦理学要求展开。同时在实施本研究前，获得了政府有关机构的批准。

（一）以人为本原则

在项目实施过程中，始终遵循以调查对象为本的原则，尊重、理解、关心每一位参检者。男婴的体格和外生殖器检查均在当地县（市）级妇幼保健计划生育服务中心进行。检查室要求单人、单室，窗帘密闭，充分尊重参检人员的隐私。为了确保安全，男性婴幼儿必须由一名监护人全程陪同。

（二）价值中立原则

调查人员在调查工作中始终保持不偏不倚的中立立场，确保调查结果的客观和公正，不把自己的私人感情、利益掺杂进去，保持冷静、清晰的头脑，不把自己的价值观强加给调查对象。

（三）知情同意原则

在项目开展前由项目工作者向每一位参检人员家属讲述项目的目的、意义，获得他们的理解和认同，充分尊重调查对象的知情同意权。

（四）不伤害原则

本研究所采用的所有检测手段均为无创性的物理检测，对参检者没有任何伤害。

（五）保密原则

项目组严格要求每一位调查人员严守参检人员的秘密，不得泄露任何个人资料和信息，不得利用资源和机密信息牟利。

第二节 研究结果

一、男婴一般状况

（一）男婴一般人口学状况

男婴月龄均值为21.63±9.00月，其中19~24月龄最多（36.4%），0~6月龄最少（3.8%）。父亲年龄均值为28.78±6.57岁，21~30岁占比最多（67.5%），≥40岁最少（1.5%）。母亲年龄均值为26.73±4.64岁，其中21~30岁最多（74.3%），≥40岁最少（0.6%）。父亲与母亲年龄差距为0~5岁者最多（92.3%），年龄差距为16~20岁最少（0.1%）。详见表2-1。

表 2-1　男婴及父母基本情况表（N=4477）

项目	特征	人数	构成比（%）
父亲年龄（ $\bar{X}\pm S$ ）（岁）	28.78±6.57		
母亲年龄（ $\bar{X}\pm S$ ）（岁）	26.73±4.64		
男婴月龄（ $\bar{X}\pm S$ ）（月）	21.63±9.00		
男婴月龄（月）	0~6	171	3.8
	7~12	406	9.1
	13~18	913	20.4
	19~24	1629	36.4

续表

项目	特征	人数	构成比（%）
男婴月龄（月）	25~30	743	16.6
	31~36	615	13.7
父亲年龄（岁）	≤20	61	1.4
	21~30	3020	67.5
	31~40	1328	29.7
	≥41	68	1.5
母亲年龄（岁）	≤20	248	5.5
	21~30	3325	74.3
	31~40	878	19.6
	≥41	26	0.6
父亲与母亲的年龄差（岁）	0~5	4133	92.3
	6~10	293	6.5
	11~15	48	1.1
	16~20	3	0.1

（二）男婴出生时基本状况

男婴出生时父亲年龄均值为27.25±7.02岁，其中21~30岁最多（79.1%），其次为31~40岁（17.2%）。男婴出生时母亲年龄均值为25.19±4.67岁，其中21~30岁最多（76.5%），其次为≤20岁（12.8%）。

男婴出生时身长大多数为≥50 cm（62.1%），小于50 cm者占37.9%。出生体重≥2.5 kg者占绝大多数（94.7%），<2.5 kg者占5.3%。出生头围≥34 cm者占绝大多数（71.6%），出生头围小于34 cm者占28.4%。

分娩方式以自然分娩为主（87.30%），剖宫产者占12.70%。足月产儿占绝大多数（95.0%），早产者占5.0%。绝大多数出生时Apgar评分良好（86.2%），轻度窒息和重度窒息者分别占13.7%和0.1%。详见表2-2。

表2-2 男婴出生时一般状况（N=4477）

项目	特征	人数	构成比（%）
男婴出生时父亲年龄（岁）	≤20	134	3.0
	21~30	3541	79.1
	31~40	770	17.2
	≥41	32	0.7
男婴出生时母亲年龄（岁）	≤20	576	12.8
	21~30	3422	76.5
	31~40	473	10.6
	≥41	6	0.1
出生时身长（cm）	<50 cm	1699	37.9
	≥50 cm	2778	62.1
出生时体重（kg）	<2.5 kg	238	5.3
	≥2.5 kg	4239	94.7
出生时头围（cm）	<34 cm	1273	28.4
	≥34 cm	3204	71.6
分娩方式	自然分娩	3909	87.3
	剖宫产	568	12.7
是否足月	足月	4255	95.0
	早产	222	5.0
Apgar评分	良好	3860	86.2
	轻度窒息	614	13.7
	重度窒息	3	0.1

二、男婴生长发育状况

（一）宁夏地区0~3岁男婴身高、体重情况

男婴0~6月龄的人数为171，占3.8%，身高均值 ± 标准差为64.41±10.57 cm，

体重均值±标准差为7.66±5.01 kg；男婴19~24月龄的人数为1629，占36.4%，身高均值±标准差为82.43±9.92 cm，体重均值±标准差为13.30±4.45 kg，其他具体情况见表2-3。

表2-3 宁夏地区0~3岁男婴身高、体重情况表（N=4477）

月龄	人数	构成比（%）	身高（cm）$\bar{X} \pm S$	体重（kg）$\bar{X} \pm S$
0~6	171	3.8	64.41±10.57	7.66±5.01
7~12	406	9.1	73.68±8.49	10.45±3.99
13~18	913	20.4	77.82±8.17	11.99±4.28
19~24	1629	36.4	82.43±9.92	13.30±4.45
25~30	743	16.6	86.21±8.35	13.89±4.14
31~36	615	13.7	88.67±9.41	15.03±4.76

（二）男婴身长、体重与国家标准、宁夏历史数据对比情况

将本调查对象的生长发育状况与国家标准和宁夏历史数据相比，结果显示，第1月龄身长高于国家标准，有显著性差异（$p<0.05$），与宁夏历史数据相比没有显著性差异；第1月龄体重与国家标准及宁夏历史数据相比均无显著性差异。第4月龄身长与国家标准相比无显著性差异，但高于宁夏历史数据，有显著性差异（$p<0.05$）；第4月龄体重与国家标准和宁夏历史数据相比均无显著性差异。第8月龄身长与国家标准及宁夏历史数据相比无显著性差异，体重与国家标准相比无显著性差异，但超过宁夏历史数据，有显著性差异（$p<0.05$）。第10月龄身长与国家标准相比无显著性差异，体重高于国家标准，有显著性差异（$p<0.05$），也高于宁夏历史数据，有显著性差异（$p<0.001$）。第12~21月龄，身长均低于国家标准，有显著性差异（$p<0.05$）；体重均高于国家标准，有显著性差异（$p<0.001$），也高于宁夏历史数据，有显著性差异（$p<0.001$）。第24月龄身长低于国家标准，有显著性差异（$p<0.001$）；体重超过国家标准，有显著性差异（$p<0.001$）。第30~36月龄，身长低于国家标准，有显著性差异（$p<0.001$）；体重与国家标准相当。由于部分宁夏历史数据缺失，未进行这部分内容的比对。详见表2-4。

表2-4　男婴身长、体重与国家标准、宁夏历史数据对比情况

月龄	本调查		国家标准		宁夏历史数据	
	身长（cm）	体重（kg）	身长（cm）	体重（kg）	身长（cm）	体重（kg）
	人数 $\overline{X} \pm S$	$\overline{X} \pm S$	$\overline{X}$	$\overline{X}$	$\overline{X}$	$\overline{X}$
1-	11　56.65 ± 13.97	5.87 ± 3.30	54.8*	4.51	55.61	4.71
2-	24　62.87 ± 12.60	5.91 ± 1.46	58.7	5.68	58.24	5.55
3-	26　62.99 ± 8.44	7.10 ± 1.70	62	6.7	60.59	6.43
4-	32　66.68 ± 10.12	7.50 ± 1.65	64.6	7.45	62.84*	6.96
5-	40　65.68 ± 8.26	7.83 ± 1.96	66.7	8	64.33	7.28
6-	33　68.83 ± 8.52	8.93 ± 2.58	68.4	8.41	66.61	7.82
8-	29　71.40 ± 8.83	9.25 ± 2.16	71.2	9.05	69.56	8.22*
10-	103　73.42 ± 8.28	10.50 ± 4.16	74	9.58*	–	8.53**
12-	113　76.38 ± 7.79	11.05 ± 4.07	76.5*	9**	–	9**
15-	137　76.22 ± 8.12	11.74 ± 3.85	79.8**	9.57**	–	9.24**
18-	160　80.29 ± 7.49	12.57 ± 4.50	82.7*	11.29**	–	10.19**
21-	109　83.01 ± 8.12	13.02 ± 3.75	85.6**	11.93**	–	10.38**
24-	109　83.59 ± 11.54	14.59 ± 5.58	88.5**	12.54**	–	–
30-	140　88.27 ± 6.65	14.59 ± 4.12	93.3**	13.64	–	–
36-	109　90.31 ± 10.70	15.60 ± 4.73	97.5**	14.65	–	–

　　资料来源：《中国7岁以下儿童生长发育参照标准》2009版；《宁夏1—24月农村儿童喂养方式与生长发育状况调查》。*p<0.05，**p<0.01，– 表示数据缺失。

三、男婴外生殖器官出生缺陷检出状况及影响因素分析

（一）男婴外生殖器官出生缺陷检出状况

　　样本中有外生殖器官出生缺陷者共37人（占0.83%），其中尿道下裂3人（0.07‰），单侧隐睾19人（占0.42%），双侧隐睾17人（占0.38%），两性畸形1人（占

0.02‰）。3例为外生殖器官合并畸形（占0.07‰）。详见表2-5。

表2-5 男婴外生殖器官出生缺陷状况（N=4477）

外生殖器官出生缺陷	人数	构成比（%）
尿道下裂	3	0.0007
单侧隐睾	19	0.42
双侧隐睾	17	0.38
隐睾（单侧＋双侧）	36	0.80
其他畸形	1	0.0002
外生殖器官缺陷	37	0.83

注：有3例为外生殖器官合并畸形。

（二）调查对象外生殖器官出生缺陷影响因素的 Possion 回归分析

以男婴外生殖器缺陷为因变量，将变量引入多因素 Poisson 回归模型，变量赋值见表2-6。结果显示，与早产者相比，足月产发生外生殖器官出生缺陷的机率低，两者有显著性差异（p<0.05）。OR 值为0.958，表明足月产的发病率为早产者的0.958倍。与出生体重正常者相比，出生时低体重儿发生外生殖器官出生缺陷的机率高，两者相比有显著性差异（p<0.05）。OR 值为1.042，表明出生时低体重儿的发病率为出生时正常体重儿的1.042倍。详见表2-7。

表2-6 男婴外生殖器官出生缺陷影响因素 Possion 回归模型变量编码

变量	变量类型	赋值
男婴出生时父亲年龄（岁）	连续性变量	
男婴出身时母亲年龄（岁）	连续性变量	
是否足月	二分类变量	足月 =1；早产 =2
出生体重（kg）	二分类变量	＜ 2.5 kg=1；≥ 2.5 kg=2
出生身长（cm）	二分类变量	＜ 50 cm=1；≥ 50 cm=2
出生时头围（cm）	二分类变量	＜ 34 cm=1；≥ 34 cm=2

表 2-7　男婴外生殖器官出生缺陷影响因素的 Poisson 回归分析

变量	β	标准误	z	P	OR 值	90%CI
是否足月	−0.043	0.014	−2.96	0.003	0.958	−0.066–0.018
男婴出生时父亲年龄（岁）	−0.0020	0.002	−1.07	0.284	0.998	−0.004–0.000
男婴出身时母亲年龄（岁）	−0.002	0.002	−1.47	0.143	0.997	−0.005–0.000
出生体重（kg）	0.040	0.0132	3.09	0.002	1.042	0.019–0.062
出生身长（cm）	0.000	0.001	−0.38	0.705	1.000	−0.002–0.013
出生时头围（cm）	0.001	0.001	1.70	0.089	1.002	0.000–0.039

第三节　讨论

一、男婴生长发育状况分析

将本调查对象的一般生长状况与国家数据进行对比，男婴出生时的身长均值高于国家标准，体重均值与国家标准相当。2—9月龄男婴的身长和体重均值均与国家标准相当。12—36月龄，身长均值低于国家标准，体重均值高于国家标准。提示出生至随后的9个月男婴的生长发育状况均与国家标准相当，但至12月龄开始，男婴的身长和体重发育出现"分离"现象——身长增长滞后而体重增长不减。

将本调查对象一般生长状况与宁夏2000年历史数据对比，身长均值除4月龄高于历史数据外，其余各月龄均未出现显著性差异。体重均值在8—21月龄高于历史数据，其余各月龄均无显著性差异。提示，近十年来，宁夏男婴生长发育状况除8月龄后体重均值出现增长外，身长变化不大。

按照生长的一般规律，身高的增长应该先于体重，并且身高反映的是长期的营养状况。在身形和体态（纵向和横向生长）同时发育时，身形的纵向生长应该更为优先、更占优势。此外，与儿童相比，由于婴幼儿运动水平较低，其通过体力活动消耗能量有限，能量摄入过多在营养过剩的发生发展中作用较为明显。鉴于此，与国家标准进行横向比对，宁夏男性婴幼儿的身长和体重发育在12月龄后出现相背离的生长发育趋势，即向横向发展的"矮胖"体态。但与宁夏历史数据相比，身长变化不大，体重在增加辅食后的8月龄开始超出历史数据。按照婴幼儿的生长发育规律，添加辅食的月龄应该为6月龄。在添加辅食后的两个月开始，宁夏男性婴幼儿的体重增加较多但身长增加较慢，提示其所添加辅食的营养成分中对身长生长有利的成分不足，但对体重生长有利的成分过剩，婴幼儿的辅食补充存在不够均衡和不科学的可能性。

二、男婴外生殖器官出生缺陷发生状况及相关因素分析

（一）男婴外生殖器官出生缺陷发生状况

本调查显示，尿道下裂的发生率为0.07%，略高于国内吴艳乔等在1997年的相关报道，低于国外相关报道，因未发现宁夏地方历史数据而无法比对。本调查显示单侧隐睾的发生率为0.42%，双侧隐睾的发生率为0.38%，隐睾的总发病率为0.80%（8‰），与国内报道相近，但明显高于2000年的宁夏地方数据（1.91‰）。调查提示，宁夏男婴外生殖器官出生缺陷的发生率与全国水平相当。

尿道下裂和隐睾的发病原因均不清楚，除部分遗传因素外，环境因素特别是环境中外源性雌激素类物质被认为与其发生率的增加密切相关。本次调查显示，隐睾的发生率较2000年前增加了6.09个千分点，因调查地域不变，在固定了遗传因素的前提下，环境因素成为了可能导致发病率增加的因素。有报道显示，近年来农业化肥的大量使用，有可能增加出生缺陷的发生。因此，应高度重视宁夏男婴外生殖器官出生缺陷的患病情况，进行更大规模的病例对照研究，进行环境监测，制定切实有效的措施，加强男性外生殖器官出生缺陷的预防和干预，切实减少发生率。

（二）男婴外生殖器官出生缺陷影响因素分析

本次以宁夏男性婴幼儿是否发生外生殖器官出生缺陷为因变量，进行Poisson回归模型检验，结果显示新生儿出生时是否早产、出生时是否低体重与外生殖器官出生缺陷是否发生存在相关关系。

诸多研究表明早产儿是男性外生殖器官出生缺陷的危险性因素，与本研究结果一致。有报道指出，足月低体重儿和早产儿尿道下裂的患病率明显高于足月正常出生体重和非早产儿，宫内生长迟缓是尿道下裂发病的危险因素。还有报道显示，母亲在怀孕早期发生妊娠性剧吐，其胎儿隐睾症发病率增加。

提示宫内营养不良与男性外生殖器官出生缺陷的发病呈现一定的相关关系。许多研究已经证实胎儿宫内生长主要受遗传、营养、内分泌三大因素调控，而营养物质—胰岛素—胰岛素样生长因子（IGF）代谢轴是调节胎儿及出生后早期生长的主要因子，可以肯定营养状态对生长具有十分重要的影响。尿道下裂的发生是由于在胚胎时期性腺功能不全致阴茎的尿道远侧段发育受阻，尿道皱襞融合障碍。而新生儿的体重低，则提示胎儿宫内发育不足，继而又提示胎盘功能不良抑或母亲孕期营养不良，这些都会给男性胎儿泌尿系统的正常发育带来负面的影响。

此外，早产儿隐睾的发生率高可能还与睾丸在胎儿体内的下降时间有关。胎儿在孕7月时，睾丸才开始从腹股沟内环经腹股沟出外环进入阴囊底部，在孕8月末睾丸才开始进入阴囊，也就是说早产儿由于不可抗力导致提前分娩，这时睾丸尚未进入阴囊，从而导致隐睾的发生率较正常足月产儿增加。

研究表明，无论是早产抑或是出生低体重，都提示胎儿在宫内发育的过程中存在着全程性抑或阶段性的营养不良，致使在男性外生殖器官发育过程中，因缺乏某些必需的营养物质而导致畸形的发生。宁夏男性外生殖器官出生缺陷的发生，均与孕期胎儿的宫内营养状况密切相关，宫内营养不良可能是导致外生殖器官出生缺陷的主要危险因素，建议政府及有关部门加强宁夏待孕妇以及孕妇的孕前和孕期营养补充的科学指导。

第四节　小结

本章通过对宁夏男性婴幼儿生长发育进行调查，显示出生后12月龄前，宁夏男性婴幼儿生长发育与国家标准相当，但13月龄至36月龄间，其生长发育呈现矮胖体态。在正式断乳和添加辅食后，男婴的体重增加较多但身长增加较慢，提示其所添加辅食的营养成分中对身长生长有利的成分不足，但对体重增加有利的成分过剩，婴幼儿的辅食补充存在不够均衡和不科学的可能性。对男婴外生殖器官出生缺陷进行现状调查显示，宁夏男婴外生殖器官出生缺陷的发生率与全国水平相当，但近十年来有增加的趋势。进行外生殖器出生缺陷发生的多因素相关因素分析后显示，早产和低出生体重是男婴发生外生殖器官出生缺陷的主要危险因素。

第三章 宁夏青少年生殖健康现状及影响因素研究

青春期（10~20岁）是从儿童生长发育到成年的过渡时期，是以性成熟为主的一系列生理、生化、内分泌及心理、行为的突变阶段，各项青春期发育指标的启动时间是这个时期具有代表性的生殖健康重要事件。进入21世纪以来，西方发达国家女性青少年乳房开始发育的年龄明显提前。我国自改革开放以来，女性的月经初潮年龄和男性的首次遗精年龄也呈现出提前的长期趋势。青春期发育提前不仅会影响儿童青少年的心理行为，还有可能增加其成年后罹患肥胖、心血管疾病以及激素类癌症的风险。本研究对于宁夏青少年开展了生殖健康状况调查，为了解宁夏青少年的生殖健康现状，探讨生殖健康现状的主要影响因素，制定改善其生殖健康现状的干预措施提供参考。

第一节 调查对象与方法

一、调查对象

（一）样本选择

采用中国学生体质健康调研的抽样框架，抽取宁夏永宁县和平罗县两所中学和一所小学，各年级以班级为单位进行整群抽样（因班级人数多少不同而选取六至七个班），保证每校每年级调查男女生各135名左右。按照项目调查年龄所设定的年级划分，选择小学五至六年级、初中一至三年级、高中一至三年级的学生进行调查。共计调查2132名，有效问卷1847份，调查问卷的有效率为86.63%。

调查对象纳入标准：自愿参加本研究的男女性青少年；在该地区连续居住6个月以上的常住人口；排除患有先天畸形、遗传性或代谢性疾病以及内分泌系统慢性疾病者。

（二）样本内容

本研究包括《男性青少年体格检查调查问卷》《女性青少年体格检查调查问卷》两份调查表格。问卷内容：基本信息、青少年的健康情况，现病史、既往史、家族史等；男生首次遗精年龄及发生季节；女生月经初潮年龄及发生季节等。

根据 Kendall 的样本估计方法——观测值至少是变量个数的10倍，本调查涉及的变量为18(男生)、20(女生)，所需的调查对象分别为180人（男生）、200人（女生），假定样本的有效回收率为80%，即最少样本量为250人。

二、研究方法

（一）问卷调查

选择当地具有主治医师及以上职称的专业技术人员进行调查，主要采用回顾性调查问卷法，以无记名方式进行调查。先对调查对象进行统一规范化培训，对遗精、月经初潮等概念详细说明，后由老师统一发放问卷，组织调查对象在教室独立完成部分内容的填写，后交给体检医生完成其余检测。

（二）一般体格检查

项目由各县妇幼计生服务中心具有主治医师及以上职称的医师进行检测。测量指标包括身高、体重、肺活量、握力等。

（三）男女性第二性征检测

采取视诊的方法，了解男女性青少年第二性征发育情况。男性主要进行睾丸容积、阴茎长度、阴毛发育以及包皮分级的检测。女性主要进行乳房和阴毛发育检查。

1. 男性睾丸容积测量

测量工具：采用一次性睾丸测量器（根据WHO推荐的睾丸测试模型和标准公式，自制一次性睾丸测量器）。

测量方法：测量时，首先触诊排除炎症等病理性发育，然后将睾丸拉起，绷紧阴囊皮肤，与睾丸容积测量子逐一比较，大小相近的测量子体积即睾丸容积。测量过双侧睾丸，并取容积较大的一侧睾丸来衡量男性的睾丸发育水平。

分期标准：根据国际上通行的方法将睾丸容积的增大程度分为4期。I 期为小于4 ml，相当于青春期发育前期；II 期为4 ml 及以上但小于12 ml，相当于青春期发育早期；III 期为12 ml 及以上但小于20 ml，相当于青春期发育中期；IV 期为20 ml 及以上，相当于发育成熟阶段。

2. 男性阴茎测量

测量工具：使用的测定工具为根据国家标准（GB3102.1—1993）自制的阴茎测试尺。

测量方法：采用视诊和触诊相结合的方法，依据分期标准及标准图谱评价男性外生殖器官发育水平。

分期标准：男性外生殖器官发育标准——Gardner 分级标准。I 级为青春期前，睾丸、阴囊和阴茎的大小与儿童早期相似；II 级为阴囊和睾丸稍有增大，阴囊皮肤变红并有纹理的改变；III 级为阴茎稍增大，睾丸和阴囊比 II 级稍增大；IV 级为阴茎进一步变粗并露出龟头，阴囊皮肤比早期阶段加深；V 级为外生殖器的大小和形状如成人。随后不再生长，只有阴茎少许成长。

3. 男性包皮发育

测试方法：直立位（或仰卧位），取放松未勃起自然下垂状态，观察者用手轻柔上翻包皮以不损伤包皮为度，观察包皮形态及可上翻程度。

分期标准：根据包皮形态和可上翻程度将其分为8种表现。包茎为包皮口狭窄，不能上翻，后推包皮不能见到尿道外口（若有包皮与龟头粘连，需记录）。包皮口狭窄为可后推上翻包皮见尿道外口，但需用力，且用力上翻不能全部暴露龟头，仅能暴露少部分龟头（若有包皮与龟头粘连，需记录）。包皮过长为包皮能轻易上翻全部露出龟头，包皮覆盖超过尿道口。用手大拇指和食指在包皮自然位置状态，于尿道口处捏住包皮，另一只手捏住并向外牵拉包皮口，至不能再牵长为止进行测量，记录超过尿道外口的包皮长度（cm）。露口为包皮口可自然暴露出尿道外口，包皮能上翻（包皮覆盖全部龟头）。露头少为包皮口自然暴露出尿道外口至龟头背侧纵长（系带对侧）。露口（包皮覆盖龟头大部分）。露头多为包皮口自然暴露出尿道外口至龟头背侧纵长＞1/2，但冠状沟未暴露（包皮覆盖冠状沟和少部分龟头）。露头全为包皮仅覆盖冠状沟，或包皮自然暴露出全部或部分冠状沟，龟头基本全部裸露。露头过为包皮自然暴露至冠状沟以上，即冠状沟和整个龟头裸露，或可见包皮内板（与冠状沟直接相连的包皮，此处包皮略嫩，与其他处有明显不同，实为包皮的"脏面"）。

4. 阴毛检测

测量方法：采用视诊法，依据分期标准及标准图谱评价男女生阴毛发育水平。

分期标准：采用 Tanner's 分期标准，分为5期。I 期为青春期前，无阴毛，体毛的生长与其他身体部位相同；II 期为青春期开始，在阴茎根部及耻骨区出现有少许软、短、细、直或稍弯曲的阴毛；III 期为阴毛变黑、变多，变粗并卷曲，并扩散至阴区的中间部；IV 期为阴毛粗而密，向耻骨联合上缘延伸，但覆盖区仍较窄，可分布呈倒三角形，但未扩及腿部；V 期为阴毛向髂部、大腿内侧及肛门四周扩展，分布形成典型的倒三角形，顶部成一水平线，扩及腹部分布呈菱形。

5. 女性乳房发育检测

测量方法：采用视诊法，依据分期标准及标准图谱评价女生乳房发育水平。

分期标准：分为三期。I 期为幼女型，仅乳头突出；II 期为乳芽期，乳晕增大着色，乳晕和乳头突起，乳核直径不超过乳晕；III 期为乳房和乳晕进一步增大，乳房大小超过乳晕，二者界限不清；IV 期为乳晕突出于乳房之上，与乳房之间有凹陷，形成第二个隆起；V 期为成熟期，乳头突起，乳晕回缩，乳晕和乳房连续成一个半球形大隆起。

（四）判定标准

1.BMI 判定标准

BMI$<18.5 \mathrm{~kg/m^2}$为过轻，BMI 介于18.5~23.9 $\mathrm{kg/m^2}$为正常，BMI $>23.9 \mathrm{~kg/m^2}$为过重。

2. 青春期发育提前、延后判定标准

根据中国男童青春期发育提前和延后的定义，按照首次遗精年龄≤13.2岁作为男童青春期发育提前的指标，首次遗精年龄≥16.5岁作为男童青春期发育延后的指标。根据中国女童青春期发育提前和延后的定义，按照月经初潮年龄≤11.5岁作为女童青春期发育提前的指标，月经初潮年龄≥14.3岁作为女童青春期发育延后的指标。

三、质量控制

（一）调查实施前

本研究在调查前，研究人员通过查阅大量国内外有关文献，研究设计出调查方案，并多次咨询包括生殖健康、妇科学、男性学在内的相关专家，对项目进行整体设计与可行性论证，慎重审核项目纳入标准，对调查中发现的问题予以及时更改和调整。按照严格的抽样方法确定被调查地区，同时与项目协作单位签订项目合作协议，保证项目的合法性。选择当地具有多年临床经验的主治医师及以上职称的专业技术人员进行统一培训，规避人为测量偏倚。

（二）调查过程中

现场调查前统一编绘项目指导书，召开调查现场工作会议，统一体检标准，规范操作流程。测试时，首先对参加测试的人员进行规范化培训，充分理解并掌握要求。在进行实际测试时，所有主检者和记录者首先集中对男女性青少年各一名进行检查，通过对10~30名调查对象进行逐一的检查，达成规范执行的统一标准，然后再分为不同检查组，同时进行检查。检查中如遇到特殊问题，所有主检者同时参与讨论，达成一致意见。

（三）调查结束后

再次检查全部收回的调查表格，对调查表格的质量进行初筛，剔除无效者。同时逐一核对问卷编号，采用双人录入的方法，将有效表格输入计算机。遇到逻辑错误及时核对原始问卷并进行一致性检验，规避人为输入错误，确保输入数据的真实性和准确性。

四、数据分析方法

采用 Epidata3.0 软件进行数据录入，SPSS21.0 进行数据分析。对调查对象的一般人口学状况、体格检查状况等进行描述性分析，对调查对象青春期发育及外生殖器官疾患状况进行多因素 Logistic 回归分析。

五、医学伦理原则

本次研究目的是了解宁夏群众的生殖健康状况，因涉及人群最私密部位的健康状况，因此严格按照生殖健康咨询的伦理学要求展开。同时在实施前本研究获得了政府相关部门的批准。

（一）以人为本原则

在项目实施过程中，始终遵循以调查对象为本的原则，尊重、理解、关心每一位参检者。男女性青少年的体格和生殖相关检查选择在项目学校进行。检查室要求单人、单室、窗帘密闭，充分尊重参检人员的隐私。同时，为了避免参检人员尴尬，项目采用了同性别检测的方法——男性医师检查男性，女性医师检查女性。

（二）价值中立原则

调查人员在调查工作中始终保持不偏不倚的中立立场，确保调查结果的客观和公正，不把自己的私人感情、利益掺杂进去，保持冷静、清晰的头脑，不把自己的价值观强加给调查对象。

（三）知情同意原则

在项目开展前由项目工作者向每一位参检人员讲述项目的目的、意义，获得参检人员的理解和认同，充分尊重调查对象的知情同意权。

（四）不伤害原则

本研究所采用的所有检测手段均为无创性的物理检测，对参检者没有任何伤害。

（五）保密原则

项目组严格要求每一位调查人员严守参检人员的秘密，不能泄露任何个人资料和信息，不能利用资源和机密信息牟利。

第二节 研究结果

一、男女性青少年一般状况

男女性青少年的年龄均值分别为13.82±1.317岁和15.59±2.251岁。现就读小学者分别占6.3%、49.5%，就读初中者分别占83.6%、32.5%，就读高中者分别占10.1%、18.0%。男女性青少年本人系独生子女者分别占39.1%、24.1%，两个子女者分别占51.8%、61.2%，三个及以上子女者分别占9.1%、14.7%。

男女性青少年生活状态自评为良好者分别占71.7%、88.2%，一般者分别占24.7%、10.6%，差者分别占3.6%、1.3%。身体素质自评为良好者分别占82.4%、88.4%，为一般者分别占5.1%、9.9%，为较差者分别占2.5%、1.7%。性格自评为内向者分别占19.7%、15.2%，为外向者分别占31.7%、57.7%，为中性者分别占48.6%、27.1%。

男女性青少年既往有一般手术史者分别占13.1%、12.5%，既往有外伤史者分别占6.3%、7.5%。详见表3-1。

表 3-1 男女性青少年的一般状况

变量	特征	男生（n=732）		女生（n=1115）	
		n	%	n	%
年龄（$\overline{X}\pm S$）（岁）		13.82±1.317		15.59±2.251	
现就读学校	小学	46	6.3	552	49.5
	初中	612	83.6	362	32.5
	高中	74	10.1	201	18.0

变量	特征	男生（n=732）		女生（n=1115）	
		n	%	n	%
家中子女数（个）	1	279	39.1	269	24.1
	2	369	51.8	682	61.2
	3个及以上	65	9.1	164	14.7
生活状态自评	好	525	71.7	983	88.2
	一般	181	24.7	118	10.6
	差	26	3.6	14	1.3
身体素质自评	好	601	82.4	986	88.4
	一般	110	15.1	110	9.9
	差	18	2.5	19	1.7
性格自评	内向	144	19.7	170	15.2
	外向	232	31.7	643	57.7
	中性	355	48.6	302	27.1
手术史	是	96	13.1	139	12.5
	否	636	86.9	976	87.5
外伤史	是	46	6.3	84	7.5
	否	686	93.7	1030	92.4

二、男女性青少年一般生长发育状况

本调查显示，小学男女生身高中位数分别为159 cm、160 cm，初中分别为158 cm、162 cm，高中分别为171.5 cm、162 cm。小学男女生体重中位数分别为47 kg、49 kg，初中分别为49 kg、51 kg，高中分别为56 kg、52 kg。小学男女生BMI中位数分别为18.81 kg/m²、19.05 kg/m²，初中分别为18.52 kg/m²、19.14 kg/m²，高中分别为18.69 kg/m²、19.92 kg/m²。小学男女生握力中位数分别为31.55 kg、26.76 kg，初中分别为35.21 kg、26 kg，高中分别为41.3 kg、25 kg。小学男女生肺

活量中位数分别为2682 ml、2284 ml，初中分别为2 996 ml、2 665 ml，高中分别为 3 964 ml、2 738 ml。详见表3-2。

表3-2　不同人口社会学特征青少年体格检查

变量	男（n=732）				女（n=1115）			
	总数	小学 （n=46）	初中 （n=612）	高中 （n=74）	总数	小学 （n=552）	初中 （n=362）	高中 （n=201）
身高（cm）								
P25	154	148	153	168	157	155	158	160
P50	159	154	158	171.5	161	160	162	162
P75	171	158.25	171	177	165	164	165.25	166
体重（kg）								
P25	42	39	42	50	46	43	46	49
P50	49	47	49	56	51	49	51	52
P75	57	50	57	62	56	56	56	58
BMI（kg/m^2）								
P25	16.96	16.67	16.86	17.52	17.72	17.45	17.72	18.79
P50	18.62	18.81	18.52	18.69	19.31	19.05	19.14	19.92
P75	20.81	18.69	20.82	20.43	21.08	21.07	20.93	21.47
握力（kg）								
P25	30.00	27.25	29.82	34.27	23.00	26.00	22.00	21.00
P50	35.21	31.55	35.21	41.3	26.76	26.76	26.00	25.00
P75	40.47	35.95	39.57	45.9	29.00	32.00	28.00	29.00
肺活量（ml）								
P25	2 499	2 093	2 492	3 251	2 284	2 203	2 283	2 487
P50	3 054	2 682	2 996	3 964	2 667	2 284	2 665	2 738
P75	3 637	3 115	3 525	4 519	2 950	2 932	2 925	3 119

表3-3显示，1985年至2016年，11~16岁年龄段男性青少年的身高均值与历史数据相比均明显增加（除2005年的13岁年龄段），有显著性差异（p<0.05）。但至17岁，这种差异消失。1985年至2016年，10~18岁年龄段女性青少年的身高均

值与历史数据相比均明显增加，有显著性差异（p<0.05）。

表3-3显示，本调查各年龄段男性青少年体重数据与1985年、1995年、2005年宁夏地区历史数据相比明显增加，有显著性差异（p<0.05）。女性青少年体重均值与1985年相比，10岁组无显著性差异，11~18岁组均明显增加，有显著性差异（p<0.05）。女性青少年体重均值与1995年相比，10岁组无显著性差异，11~18岁组均明显增加，有显著性差异（p<0.05）。女性青少年体重均值与2005年相比，10岁组和18岁组无显著性差异，11~17岁组均明显增加，有显著性差异（p<0.05）。

表3-3　1985—2016年宁夏男女性青少年身高体重均值

项目	年龄（岁）	2016年（本次调查）		1985年		1995年		2005年	
		身高（cm）	体重（kg）	身高（cm）	体重（kg）	身高（cm）	体重（kg）	身高（cm）	体重（kg）
男性	11	152.27	44.27	137.1**	29.2**	140.3**	37.1*	141.7*	34.4*
	12	153.65	45.46	141.4**	31.8**	146.0**	34.9*	146.5**	37.2
	13	155.65	44.95	148.8**	37.1**	153.6**	40.9**	154.5	43.6*
	14	163.85	51.34	154.3**	41.3**	160.8**	46.3**	161.1*	48.8*
	15	168.05	55.31	161.2**	47.8**	165.6*	51.5**	165.7*	53.0*
	16	171.71	56.48	164.6**	51.4**	167.7**	54.2	168.2**	55.6
	17	170.57	55.29	166.8	53.6	168.8	56.5*	169.2	57.8
	18	—	—	168.5	55.8	169.2	57.6*	170.0	59.1
女性	10	145.82	36.69	132.0**	26.0	135.6**	27.8	136.5**	30.5
	11	150.32	40.36	138.5**	29.7**	141.5**	32.0**	141.8**	33.4**
	12	155.59	45.17	144.3**	33.9**	148.4**	38.0**	146.0**	36.2**
	13	160.89	48.477	150.1**	39.1**	153.4*	42.7**	153.9**	43.7**

项目	年龄（岁）	2016年（本次调查）		1985年		1995年		2005年	
		身高（cm）	体重（kg）	身高（cm）	体重（kg）	身高（cm）	体重（kg）	身高（cm）	体重（kg）
女性	14	161.62	50.53	154.3**	44.0**	156.2**	45.3**	156.3**	47.7**
	15	162.76	54.09	155.3**	46.5**	157.4**	48.6**	158.0**	50.3**
	16	163.53	54.71	156.3**	48.3**	157.3**	50.0**	158.2**	51.1**
	17	163.02	53.72	156.5**	49.8**	158.3**	51.4**	158.8**	52.0*
	18	161.57	53.11	158.0**	51.2*	157.4**	51.1*	159.1**	53.3

注：* 表示 $p < 0.05$，** 表示 $P < 0.001$。

1985—2016年，宁夏男性青少年身高、体重递增差值均随年代增加而递减。女性也显示了同样的变化规律。详见表3-4。

表3-4 1985—2016年宁夏男女性青少年身高、体重递增差值

项目	年龄	1985—2016年		1995—2016年		2005—2016年	
		平均每十年身高差（cm）	平均每十年体重差（kg）	平均每十年身高差（cm）	平均每十年体重差（kg）	平均每十年身高差（cm）	平均每十年体重差（kg）
男性	11	5.06	5.02	3.99	2.39	3.52	3.29
	12	4.08	4.55	2.55	3.52	2.38	2.75
	13	2.28	2.62	0.68	1.35	0.38	0.45
	14	3.18	3.35	1.02	1.68	0.92	0.85
	15	2.28	2.50	0.82	1.27	0.78	0.77
	16	2.37	1.69	1.34	0.76	1.17	0.29
	17	1.26	0.56	0.59	−0.40	0.46	−0.84
	平均值	2.93	2.89	1.57	1.51	1.37	1.08
女性	10	4.61	3.56	3.41	2.96	3.11	2.06
	11	3.94	3.55	2.94	2.79	2.84	2.32

续表

项目	年龄	1985—2016 年		1995—2016 年		2005—2016 年	
		平均每十年身高差（cm）	平均每十年体重差（kg）	平均每十年身高差（cm）	平均每十年体重差（kg）	平均每十年身高差（cm）	平均每十年体重差（kg）
	12	3.76	3.76	2.40	2.39	3.20	2.99
	13	3.60	3.13	2.50	1.93	2.33	1.59
	14	2.44	2.18	1.81	1.74	1.77	1.94
	15	2.49	2.53	1.79	1.83	1.59	1.26
	16	2.41	2.14	2.08	1.57	1.78	1.20
	17	2.17	1.31	1.57	0.77	1.41	0.57
	18	1.19	0.64	1.39	0.67	0.82	-0.06
	平均值	2.96	2.53	2.21	1.85	2.09	1.43

三、男性青少年青春期发育、外生殖器官疾患状况及影响因素分析

（一）男性青少年青春期发育状况

11~12岁男性青少年阴茎长度均值为6 cm、13岁为6 cm、14岁为7 cm、15岁为8 cm、16~18岁为8 cm。11~12岁左侧睾丸容积均值为10 ml、13岁为14 ml、14岁为20 ml、15岁为22 ml、16~18岁为22 ml。11~12岁右侧睾丸容积均值为10 ml、13岁为14 ml、14岁为20 ml、15岁为20 ml、16~18岁为22 ml。详见表3-5。

表 3-5 不同年龄男性青少年外生殖器测量情况（n=732）

年龄（岁）	n	%	阴茎长度（cm）		左侧睾丸容积（ml）		右侧睾丸容积（ml）	
			M（P25，P75）	Min，Max	M（P25，P75）	Min，Max	M（P25，P75）	Min，Max
11~12	137	18.7	6（5，7）	2，12	10（8，14）	2，25	10（8，14）	2，28
13	176	24.0	6（5，7）	3，10	14（12，18）	3，28	14（12，18）	3，28
14	175	23.9	7（6，8）	4，11	20（16，24）	5，35	20（16，24）	6，33

续表

年龄 （岁）	n	%	阴茎长度（cm）		左侧睾丸容积（ml）		右侧睾丸容积（ml）	
			M （P25，P75）	Min，Max	M （P25，P75）	Min，Max	M （P25，P75）	Min，Max
15	170	23.2	8（7，8）	4，14	22（18，25）	5，40	20（18，25）	5，40
16~18	74	10.1	8（7，8）	5，10	22（19，28）	12，38	22（20，28）	12，38

根据男性外生殖器官发育 Gardner 分级，本调查处于 G1期的男性青少年占7.8%，G2期占20.2%，G3期占26.2%，G4期占30.7%，G5期占15.0%，G2均值为12.60±2.60岁。睾丸容积 TV<4 ml 占1.2%，TV≥4 ml 占15.5%，TV≥12 ml 占38.7%，TV≥20 ml 占44.5%，TV≥4 ml 均值为12.40±0.849岁。根据阴毛发育Tanner 分期，处于 PH1者占26.9%，PH2者占15.6%，PH3者占17.6%，PH4者占29.6%，PH5者占10.2%，PH2均值为13.49±1.05岁。详见表3-6。

表3-6　男性青少年外生殖器官检查状况（n=732）

项目	特征	N%	（$\overline{X}$±SD）岁
外生殖器 Gardner 分级	G1：青春期前	57（7.8）	12.6±1.03
	G2：阴囊和睾丸稍有增大	148（20.2）	12.9±1.14
	G3：阴茎稍增大，首先主要是长度	192（26.2）	13.5±1.10
	G4：阴茎进一步从宽度增大	225（30.7）	14.3±1.15
	G5：生殖器的大小和形状如成人	110（15.0）	14.8±0.93
睾丸容积	TV<4 ml	9（1.2）	12.4±0.726
	TV≥4 ml	114（15.5）	12.4±0.849
	TV≥12 ml	283（38.7）	13.59±1.14
	TV≥20 ml	326（44.5）	14.55±1.09

项目	特征	N %	$(\overline{X} \pm SD)$ 岁
	PH1	197（26.9）	12.77 ± 1.03
	PH2	114（15.6）	13.49 ± 1.05
阴毛发育 Tanner 分期	PH3	129（17.6）	13.83 ± 1.29
	PH4	217（29.6）	14.47 ± 1.16
	PH5	75（10.2）	15.15 ± 0.75

（二）男性青少年首次遗精状况

男性青少年首次遗精年龄均值为13.07 ± 0.95岁。在732例男性调查对象中，已经遗精者占88.3%，未遗精者占11.7%。其中9~11岁首次遗精者占1.8%，12岁首次遗精者占26.0%，13岁首次遗精者占43.6%，14岁首次遗精者占21.5%，15~16岁首次遗精者占7.2%。首次遗精发生在夏季最多（占59%），发生在春季最少（占5.9%）。详见表3-7。

表3-7　男性青少年首次遗精状况（n=732）

项目	特征	n	%
首次遗精年龄均值（$\overline{X} \pm s$）（岁）	13.07 ± 0.95		
是否遗精	是	646	88.3
	否	86	11.7
首次遗精年龄（岁）	9~11	11	1.8
	12	163	26.0
	13	274	43.6
	14	135	21.5
	15~16	45	7.2

续表

项目	特征	n	%
	春	43	5.9
首次遗精季节	夏	432	59.0
	秋	88	12.0
	冬	65	8.9

　　本次调查男性青少年首次遗精年龄与文献报道对比详见表3-8。男性青少年首次遗精年龄均值为13.07±0.95岁，明显早于1995年刘戈力报到中国天津男性青少年的首次遗精年龄（14.12岁）；早于中华医学会儿科学分会报道的中国九大城市青少年的首次遗精年龄（14.68岁）；早于檀大羡2012年报道的中国广西农村青少年的首次遗精年龄（14.52岁）；而与Greil 2005年报道的德国青少年的首次遗精年龄（13.80岁）相近；也比宁夏1995年（15.82岁）的历史数据提前。

表3-8　本次调查男性青少年初遗年龄与文献报道研究结果比较

第一作者/发表年限	研究年限/研究类型	国家/地区	样本个数	初遗年龄范围	初遗年龄均值（岁）
刘戈力	1995、1996/横断面调查	中国天津	3512	12~17	14.12
刘淑兰/1999	1995/横断面调查	中国/宁夏农村	1196	12~	15.82
庄欠刚	2001/横断面调查	山东省临沂市	876	12.33	15.23
Greil/2005	21世纪初/横断面调查	德国	8675	12~	13.80
高宇/2009	1995—2005/文献分析	中国	500000		14.68 05/40
中华医学会儿科学分会/2010	2003—2005/横断面调查	中国/九大城市	19054		14.05
檀大羡/2012	2009/横断面调查	中国/广西农村	952	12~	14.52±4.52
本次研究	2016/横断面调查	宁夏	732	9~16	13.07±0.95

（三）男性青少年青春期发育提前和延后状况及影响因素分析

1. 男性青少年青春期发育提前和延后状况

根据中国男童青春期发育提前和延后的定义，对宁夏男性青少年的首次遗精年龄进行分析，结果显示，宁夏男性青少年青春期发育提前者占38.8%，青春期发育延后者占4.6%。详见表3-9。

表3-9　男性青少年青春期发育提前和延后状况

项目	特征	男性	
		n	%
青春期发育提前	是	448	61.2
	否	284	38.8
青春期发育延后	是	34	4.6
	否	698	95.4

2. 男性青少年青春期发育提前单因素分析

男性青春期是否提前单因素分析显示，身高较低者的发生率高于身高较高者，有显著性差异（$p<0.05$）。体重较重者的发生率高于体重较轻者，有显著性差异（$p<0.05$）。肺活量较小者的发生率高于肺活量较高者（$p<0.05$）。握力较小者的发生率高于握力较大者（$p<0.05$）。详见表3-10。

表3-10　男性青少年青春期发育提前单因素分析

变量	特征	是否发生发育提前		X^2	p值
		否	是		
身高（cm）	140~154	85（32.8）	174（67.2）	9.732	0.008
	155~169	87（37.7）	144（62.3）		
	170~189	112（46.3）	130（53.7）		

续表

变量	特征	是否发生发育提前		X²	p 值
		否	是		
体重（kg）	27~45	86（35.0）	160（65.0）	8.830	0.012
	46~55	91（35.4）	166（64.6）		
	56~101	107（46.7）	122（53.3）		
BMI（kg/m²）	<18.5	126（36.4）	220（63.6）	4.353	0.113
	18.5~23.9	129（39.2）	200（60.8）		
	>23.9	29（50.9）	28（49.1）		
肺活量（ml）	481~2 724	76（31.5）	165（68.5）	8.073	0.018
	2 753~3 286	105（43.0）	139（57.0）		
	3 289~9 190	103（41.7）	144（58.3）		
握力（kg）	14.9~31.9	75（31.0）	167（69.0）	9.121	0.010
	32~38.4	106（43.3）	139（56.7）		
	38.5~58.6	103（42.0）	142（58.0）		
家中子女数	1 个	118（42.3）	161（57.7）	2.323	0.313
	2 个	142（36.6）	246（63.4）		
	3 个及以上	24（36.9）	41（63.1）		
生活状态自评	好	210（40.0）	315（60.0）	1.222	0.543
	一般	64（35.4）	117（64.6）		
	差	10（38.5）	16（61.5）		
身体素质自评	好	237（39.2）	367（60.8）	0.988	0.610
	一般	42（38.2）	68（61.8）		
	差	5（27.8）	13（72.2）		
性格自评	内向	55（38.2）	89（61.8）	0.040	0.980
	外向	91（39.2）	141（60.8）		
	中性	138（38.8）	218（61.2）		

3. 男性青少年青春期发育提前多因素分析

对男性青春期发育提前进行多因素分析，影响宁夏男性青少年发育提前 logistic 回归分析自变量变量赋值情况见表3-11，结果显示与握力为14.9~31.9 kg 者相比，握力为32~38.4 kg 的男生发生率低，两者相比有显著性差异（p<0.05）。OR 值为0.615，表明握力为32~38.4 kg 的男生发生率为握力为14.9~31.9 kg 男生的0.615倍。详见表3-12。

表 3-11　影响宁夏男性青少年发育提前 logistic 回归分析自变量变量赋值情况

自变量	变量值定义
身高（cm）	140~154 =1；155~169 =2；170~189 =3
体重（kg）	27~45=1；46~55 =2；56~101 =3
肺活量（ml）	481~2 724 =1；2 753~3 286 =2；3 289~9 190=3
握力（kg）	14.9~31.9 =1；32~38.4 =2
现就读学校	小学 =1；初中 =2；高中 =3

以是否发育提前作为因变量，表中5个因素作为自变量，进行多因素 logistic 回归分析。回归模型变量的引入水平为0.05，剔除水平为0.1。

表 3-12　男性青少年青春期发育提前的 logistic 回归分析

进入方程的自变量	β	S.E.	Wald	df	P 值	OR 值	OR 值 95% CI Lower	Upper
身高（cm）140~154（参照）			1.083	2	0.582			
155~169	−0.222	0.238	0.871	1	0.351	0.801	0.502	1.277
170~189	−0.044	0.277	0.025	1	0.873	0.957	0.556	1.647
体重（kg）27~45（参照）			2.8	2	0.247			
46~55	0.358	0.224	2.560	1	0.110	1.431	0.923	2.220
56~101	0.133	0.267	0.247	1	0.619	1.142	0.676	1.928

续表

进入方程 的自变量	β	S.E.	Wald	df	P 值	OR 值	OR 值 95% CI	
							Lower	Upper
肺活量(ml) 481~2724(参照)			5.074	2	0.079			
2 753~3 286	−0.347	0.221	2.462	1	0.117	0.707	0.458	1.090
3 289~9 190	0.115	0.256	0.201	1	0.654	1.121	0.680	1.851
握力（ kg ）14.9~31.9（参照)			5.366	2	0.068			
32~38.4	−0.486	0.210	5.344	1	0.021	0.615	0.407	0.929
38.5~58.6	−0.237	0.218	1.184	1	0.277	0.789	0.514	1.209
现就读学校小学（参照)			1.056	1	0.304			
初中	0.374	0.364	1.056	1	0.304	1.453	0.712	2.964
高中	−0.457	0.380	1.451	1	0.228	0.633		

（四）男性青少年外生殖器官疾患状况及影响因素分析

1. 男性青少年外生殖器官疾患发病状况

男性青少年包皮异常者占66.1%，患 VC 者占14.1%。详见表3-13。

表 3-13 男性青少年外生殖器官疾患状况

项目	特征	n	%
包皮	正常	248	33.9
	包茎 / 包皮口狭窄 / 包皮过长	484	66.1
精索静脉曲张	是	103	14.1
	否	629	85.9
	左侧	82	11.2
	右侧	21	2.9

2. 男性青少年包皮异常单因素分析

男性青少年包皮异常单因素分析显示，不同年龄阶段的男性发生包皮异常的比率不同，13~15岁年龄段的发生率明显高于其他年龄段，有显著性差异（p<0.001）。不同身高者发生包皮异常的比率不同，身高较低者的发生率高于身高较高者，有显著性差异（p<0.001）。体重较重者的发生率低于体重较轻者，有显著性差异（p<0.05）。现就读于小学者的发生率高于现就读于初中和高中者，有显著性差异（p<0.001）。详见表3-14。

表3-14　宁夏男性青少年包皮是否正常的单因素分析情况

变量	特征	包皮是否正常情况		X^2	P值
		正常	包皮异常		
年龄（岁）	11~12	20（14.6）	117（85.4）	83.061	<0.001
	13	39（22.2）	137（77.8）		
	14	60（34.3）	115（65.7）		
	15	79（46.5）	91（53.5）		
	16~18	50（67.6）	24（32.4）		
身高（cm）	140~154	62（23.9）	197（76.1）	20.004	<0.001
	155~169	83（35.9）	148（64.1）		
	170~189	103（42.6）	139（57.4）		
体重（kg）	27~45	64（26.0）	182（74.0）	17.766	<0.001
	46~55	83（32.3）	174（67.7）		
	56~101	101（44.1）	128（55.9）		
BMI（kg/m^2）	<18.5	109（31.5）	237（68.5）	2.241	0.326
	18.5~23.9	121（36.8）	208（63.2）		
	>23.9	18（31.6）	39（68.4）		
现就读学校	小学	9（19.6）	37（80.4）	44.151	<0.001
	初中	189（30.9）	423（69.1）		
	高中	50（67.6）	24（32.4）		
家中子女数	1个	96（34.4）	183（65.6）	0.109	0.947
	2个	131（33.8）	257（66.2）		

续表

变量	特征	包皮是否正常情况		X²	P 值
		正常	包皮异常		
	3 个及以上	21（32.3）	44（67.7）		
是否独生	是	96（34.4）	183（65.6）	0.056	0.812
	否	152（33.6）	301（66.4）		
	好	191（36.4）	334（63.6）	7.145	0.028
生活状态自评	一般	53（29.3）	128（70.7）		
	差	4（15.4）	22（84.6）		
健康状态	有	242（34.2）	466（65.8）	0.873	0.350
	无	6（25.0）	18（75.0）		
	好	207（34.3）	397（65.7）	4.329	0.115
身体素质自评	一般	39（35.5）	71（64.5）		
	差	2（11.1）	16（88.9）		
	内向	51（35.4）	93（64.6）	1.628	0.443
性格自评	外向	71（30.6）	161（69.4）		
	中性	126（35.4）	230（64.6）		

3. 男性青少年包皮异常多因素分析

对男性包皮异常进行多因素分析，影响男性青少年包皮异常的 logistic 回归分析自变量变量赋值情况见表3-15。结果显示与11~12岁相比，14岁年龄段的发生率低，有显著性差异（p<0.001）。OR 值为0.339，表明14岁年龄段的发生率为11~12岁的0.339倍。与生活状态自评较好者相比，生活状态自评较差者发生率高，有显著性差异（p<0.05）。OR 值为3.189，表明生活状态自我评价较差者的发生率为较好者的3.189倍。详见表3-16。

表 3-15　影响男性青少年包皮是否正常 logistic 回归分析自变量变量赋值情况

自变量	变量值定义
年龄（岁）	11~12=1；13=2；14=3；15=4；16~18=5
身高（cm）	140~154=1；155~169=2；170~189=3
体重（kg）	27~45=1；46~55=2；56~101=3
现就读学校	小学=1；初中=2；高中=3
生活状态自评	好=1；一般=2；差=3

以包皮是否正常作为因变量，表中5个因素作为自变量，进行多因素 logistic 回归分析。回归模型变量的引入水平为0.05，剔除水平为0.1。

表 3-16　男性青少年包皮是否正常的 logistic 回归分析

进入方程的自变量	β	S.E.	Wald	df	P 值	OR 值	OR 值 95% CI Lower	OR 值 95% CI Upper
年龄 11~12（参照）			44.15	4	0			
13	−0.515	0.308	2.792	1	0.095	0.597	0.326	1.093
14	−1.081	0.313	11.9	1	0.001	0.339	0.183	0.627
15	−1.588	0.325	23.834	1	0	0.204	0.108	0.387
16~18	−2.389	0.399	35.767	1	0	0.092	0.042	0.201
身高 140~154（参照）			3.293	2	0.193			
155~169	0.02	0.239	0.007	1	0.935	1.02	0.638	1.629
170~189	0.426	0.283	2.27	1	0.132	1.531	0.88	2.664
体重 27~45（参照）			1.269	2	0.53			
46~55	−0.063	0.226	0.078	1	0.78	0.939	0.603	1.462
56~101	−0.282	0.269	1.099	1	0.295	0.754	0.445	1.278
生活状态自评（参照）			5.884	2	0.053			
一般	0.3	0.201	2.237	1	0.135	1.351	0.911	2.002

续表

进入方程的自变量	β	S.E.	Wald	df	P值	OR值	OR值95% CI Lower	Upper
差	1.16	0.573	4.097	1	0.043	3.189	1.037	9.806
常数	1.814	0.347	27.345	1	0	6.134		

4. 男性青少年 VC 单因素分析

男性青少年 VC 单因素分析显示，不同年龄阶段的男生发生 VC 的比率不同，16~18岁年龄段的发生率明显高于其他年龄段，有显著性差异（p<0.05）。详见表3-17。

表3-17　男性青少年精索静脉曲张的单因素分析情况

变量	特征	是否存在精索静脉曲张 是	否	X^2	P值
年龄（岁）	11~12	30（21.9）	107（78.1）	9.963	0.041
	13	21（11.9）	155（88.1）		
	14	25（14.3）	150（85.7）		
	15	17（10.0）	153（90.0）		
	16~18	10（13.5）	64（86.5）		
身高（cm）	140~154	40（15.4）	219（84.6）	1.879	0.391
	155~169	35（15.2）	196（84.8）		
	170~189	28（11.6）	214（88.4）	4.504	0.105
体重（kg）	27~45	44（17.9）	202（82.1）		
	46~55	32（12.5）	225（87.5）		
	56~101	27（11.8）	202（88.2）		
BMI（kg/m^2）	<18.5	45（13.0）	301（87.0）	2.779	0.249
	18.5~23.9	53（16.1）	276（83.9）		
	>23.9	5（8.8）	52（91.2）		

续表

变量	特征	是否存在精索静脉曲张		X²	P 值
		是	否		
肺活量（ml）	481~2 724	32（13.3）	209（86.7）	0.192	0.908
	2 753~3 286	35（14.3）	209（85.7）		
	3 289~9 190	36（14.6）	211（85.4）		
握力（kg）	14.9~31.9	39（16.1）	203（83.9）	3.681	0.159
	32~38.4	38（15.5）	207（84.5）		
	38.5~58.6	26（10.6）	219（89.4）		
现就读学校	小学	5（10.9）	41（89.1）	0.457	0.796
	初中	88（14.4）	524（85.6）		
	高中	10（13.5）	64（86.5）		
家中子女数	1 个	41（14.7）	238（85.3）	2.401	0.301
	2 个	57（14.7）	331（85.3）		
	3 个及以上	5（7.7）	60（92.3）		
是否独生	是	41（14.7）	238（85.3）	0.145	0.703
	否	62（13.7）	391（86.3）		
生活状态自评	好	74（14.1）	451（85.9）	3.500	0.174
	一般	22（12.2）	159（87.8）		
	差	7（26.9）	19（73.1）		
健康状态自评	健康	97（13.7）	611（86.3）	2.451	0.117
	不健康	6（25.0）	18（75.0）		
身体素质自评	好	82（13.6）	522（86.4）	0.677	0.713
	一般	18（16.4）	92（83.6）		
	差	3（16.7）	15（83.3）		
性格自评	内向	22（15.3）	122（84.7）	1.139	0.566
	外向	28（12.1）	204（87.9）		
	中性	53（14.9）	303（85.1）		

5. 男性青少年 VC 多因素分析

对男性 VC 进行多因素分析，影响男性青少年 VC 的 logistic 回归分析自变量变量赋值情况见表3–18。结果显示与11~12岁相比，14岁、15岁、16~18岁年龄段的发生率高，有显著性差异（p<0.001）。OR 值分别为0.343、0.212、0.09，表明以上三个年龄段的发生率分别为11~12岁发生率的0.343、0.212、0.09倍。详见表3–19。

表 3–18　影响男性青少年是否存在精索静脉曲张 logistic 回归分析自变量变量赋值情况

自变量	变量值定义
年龄（岁）	11~12=1；13=2；14=3；15=4；16~18=5
体重（kg）	27~45=1；46~55=2；56~101=3
握力（kg）	14.9~31.9=1；32~38.4=2
生活状态	好 =1；一般 =2；差 =3
健康	健康 =0；不健康 =1

以是否患有 VC 作为因变量，表中5个因素作为自变量，进行多因素 logistic 回归分析。回归模型变量的引入水平为0.05，剔除水平为0.1。

表 3–19　男性青少年是否存在精索静脉曲张的 logistic 回归分析

进入方程的自变量	β	S.E.	Wald	df	P 值	OR 值	OR 值的95% C.I. Lower	OR 值的95% C.I. Upper
年龄 11~12（参照）			54.978	4	0			
13	−0.531	0.305	3.045	1	0.081	0.588	0.324	1.068
14	−1.071	0.298	12.95	1	0	0.343	0.191	0.614
15	−1.55	0.299	26.916	1	0	0.212	0.118	0.381
16~18	−2.412	0.367	43.294	1	0	0.09	0.044	0.184
体重 27~45（参照）			1.215	2	0.545			
46~55	−0.062	0.212	0.085	1	0.771	0.94	0.621	1.423

续表

进入方程的自变量	β	S.E.	Wald	df	P 值	OR 值	OR 值的95% C.I.	
							Lower	Upper
56~101	−0.233	0.222	1.096	1	0.295	0.792	0.513	1.225
握力 14.9~31.9（参照）			0.43	2	0.806			
32~38.4	−0.138	0.21	0.429	1	0.512	0.871	0.577	1.315
38.5~58.6	−0.079	0.214	0.137	1	0.711	0.924	0.608	1.405
生活状态评价好（参照）			5.922	2	0.052			
一般	0.332	0.2	2.758	1	0.097	1.394	0.942	2.062
差	1.083	0.569	3.628	1	0.057	2.953	0.969	8.999
常数	1.777	0.295	36.357	1	0	5.914		

四、女性青少年青春期发育状况及影响因素分析

（一）女性青少年第二性征发育状况

根据乳房分级标准，女性青少年乳房发育处于 B1期占4.6%，B2期占12.1%，B3期占28.0%，B4期占48.3%，B5期占7.1%。第二性征分期 SSC1期占1.6%，SSC2期占6.7%，SSC3期占5%，SSC4期占5.6%，SSC5期占41.4%，SSC6期占39.6%。阴毛发育 Tanner 分期，pH1期占10.6%，pH2期占45.7%，pH3期占27.3%，pH4期占8.7%，pH5期占7.7%。详见表3-20。

表 3-20　女性青少年第二性征及月经状况（n=1115）

项目	特征	n	$\overline{X} \pm S$
乳房分级	B1：幼女型，仅乳头突出	51（4.6）	11.51 ± 1.31
	B2：乳牙期，乳晕增大着色，乳晕和乳头突起，乳核直径不超过乳晕	135（12.1）	12.38 ± 1.89
	B3：乳房和乳晕进一步增大，乳房大小超过乳晕，二者界限不清	312（28）	14.40 ± 2.06
	B4：乳晕突出于乳房之上，与乳房之间有凹陷，形成第二个隆起	538（48.3）	15.99 ± 1.46

续表

项目	特征	n	$\overline{X} \pm S$
乳房分级	B5：成熟期，乳头突起，乳晕回缩，乳晕和乳房成一个半球形大隆起	79（7.1）	15.73 ± 1.81
第二性征分期	SSC1：青春期前，第二性征不明显	18（1.6）	11.00 ± 0.59
	SSC2：青春期开始，乳头开始发育	75（6.7）	11.17 ± 0.81
	SSC3：乳房开始发育，出现阴毛	56（5）	11.79 ± 0.98
	SSC4：乳晕色素沉着，乳房饱满隆起	62（5.6）	12.92 ± 0.71
	SSC5：月经初潮，出现腋毛，阴毛增加	462（41.4）	14.63 ± 1.81
	SSC6：月经逐渐规律，乳房、阴毛、腋毛继续发育至成人型	442（39.6）	16.60 ± 1.00
阴毛发育Tanner分期	pH1：青春期前，无阴毛	118（10.6）	11.67 ± 1.56
	pH2：阴唇部长出稀疏细长的浅黑色毛，或稍弯曲	510（45.7）	14.82 ± 2.03
	pH3：阴毛变粗而卷曲，毛色加深，扩展至阴阜耻骨联合部	304（27.3）	15.75 ± 1.78
	pH4：阴毛分布为倒三角，但分布范围较成年人小，未达大腿内侧皮肤	97（8.7）	15.29 ± 1.95
	pH5：阴毛达成人女性的量和分布面积，成为明显以耻骨上为底的倒三角，向下扩展至大腿内侧皮肤	86（7.7）	16.13 ± 1.49

（二）女性青少年月经初潮状况

女性调查对象中，已经行经者占85.7%，未行经者占14.3%。月经初潮年龄均值为12.60 ± 1.20岁，其中初潮年龄在8~11岁者占15.3%，在12岁者占34.7%，在13岁者占28.8%，在14岁者占15.3%，在15~17岁者占5.9%。初潮发生季节以夏季最多（44.8%），其次为秋季（20.5%）和冬季（19.5），春季最少（15.2%）。详见表3-21。

表 3-21　宁夏女性青少年初潮情况（n=1115）

项目	特征	n	%
月经初潮年龄（$\overline{X} \pm S$）（岁）			12.6 ± 1.20
是否初潮	是	955	85.7
	否	160	14.3
初潮年龄（n=955）	8~11	146	15.3
	12	331	34.7
	13	275	28.8
	14	146	15.3
	15~17	57	5.9
初潮季节（n=955）	春	145	15.2
	夏	428	44.8
	秋	196	20.5
	冬	186	19.5

本次调查女性青少年第二性征发育年龄均值与文献比对详见表3-22。显示宁夏女性青少年月经初潮年龄明显早于国内外远期数据，而与国内外近期数据接近。乳房发育B2期均值明显晚于国内外近期和远期数据，仅比1992年尼日利亚女性青少年略早。阴毛发育PH2期与国内外数据相比，也属于较晚发育。

表 3-22　本次调查女性青少年第二性征发育年龄均值与文献对比

作者	国家/地区	年代	Menarche	B2（乳房）	P2（阴毛）
Marshall	UK	1969	13.5 ± 1.0	11.2 ± 1.1	11.7 ± 1.2
BaiKI	India	1973	13.4 ± 1.0	10.5 ± 1.6	10.8 ± 1.5
Largo	Swiss	1983	13.4 ± 1.1	10.9 ± 1.2	10.4 ± 1.2
Fakeye	Nigeria	1990	13.6	12.7 ± 1.0	12.8 ± 1.2
HuenKF	中国香港	1993	12.4 ± 1.2	9.8 ± 1.3	11.6 ± 1.1

续表

作者	国家/地区	年代	Menarche	B2（乳房）	P2（阴毛）
Herman	USA（white）	1993	12.9 ± 1.2	10.0 ± 1.8	10.5 ± 1.7
Herman	USA（Africa）	1993	12.2 ± 1.2	8.9 ± 1.9	8.8 ± 2.0
桂秀芝	广西柳州	1995	—	—	13.20 ± 1.2
刘淑兰	宁夏农村	1996	13.73	—	—
侯冬青	北京	2004	12.1 ± 1.1	9.5 ± 1.2	11.1 ± 1.1
朱惠娟	大庆	2005	12.4 ± 1.2	8.5 ± 1.1	11.4 ± 1.5
王珍	郑州城市	2011	12.09	10.74	13.37
王珍	郑州农村	2011	12.23	10.54	13.53
孙莹	中国 8 个协作地区城乡	2013	12.43	9.18	11.65
本次研究	宁夏	2016	12.58 ± 121	12.37 ± 1.88	12.94 ± 1.78

（三）女性青少年青春期发育提前和延后状况

根据中国女童青春期发育提前和延后的定义，按照月经初潮年龄≤11.5岁作为女童青春期发育提前的指标，月经初潮年龄≥14.3岁作为女童青春期发育延后的指标，对宁夏女性青少年的青春期发育年龄进行了研究，结果显示，宁夏女性青少年青春期发育提前者占13.1%，青春期发育延后者占5.5%。详见表3-23。

表 3-23 宁夏女性青少年青春期发育提前和延后情况

项目	特征	女性	
		n	%
发育提前	是	146	13.1
	否	809	72.6
发育延后	是	61	5.5
	否	1054	94.5

（四）女性青少年青春期发育提前单因素分析

女性青少年青春期发育提前的单因素分析显示，不同年龄阶段的女生发生青春期发育提前的比率不同，11~12岁年龄段的发生率明显高于其他年龄段，有显著性差异（p<0.001）。BMI>23.9 kg/m^{2}者的发生率明显高于BMI <23.9 kg/m^{2}者，有显著性差异（p<0.001）。就读于小学者，明显高于就读于初中和高中者，有显著性差异（p<0.001）。独生子女明显高于非独生子女，有显著性差异（p<0.001）。详见表3-24。

表3-24　女性青少年青春期发育提前单因素分析

变量	特征	是否发生初潮年龄提前		X^2	p 值
		否	是		
年龄（岁）	11~12	122（78.7）	33（21.3）	31.932	<0.001
	13~14	184（82.1）	40（17.9）		
	15~16	192（84.6）	35（15.4）		
	17	233（90.0）	26（10.0）		
	18~21	238（95.2）	12（4.8）		
身高（cm）	133~158	301（85.5）	51（14.5）	1.243	0.537
	159~163	329（86.8）	50（13.2）		
	164~180	339（88.3）	45（11.7）		
体重（kg）	26~47	333（89.5）	39（10.5）	5.888	0.053
	48~54	348（87.4）	50（12.6）		
	55~85	288（83.5）	57（16.5）		
BMI（kg/m^2）	<18.5	373（91.0）	37（9.0）	20.863	<0.001
	18.5~23.9	534（86.1）	86（13.9）		
	>23.9	62（72.9）	23（27.1）		
肺活量（ml）	481~2724	322（87.5）	46（12.5）	0.174	0.917
	2 753~3 286	319（86.7）	49（13.3）		

续表

变量	特征	是否发生初潮年龄提前		X²	p 值
		否	是		
肺活量（ml）	3 289~9 190	328（86.5）	51（13.5）		
	14.9~31.9	317（87.8）	44（12.2）	2.348	0.309
握力（kg）	32~38.4	361（88.0）	49（12.0）		
	38.5~58.6	291（84.6）	53（15.4）		
	小学	456（82.6）	96（17.4）	28.968	<0.001
现就读学校	初中	317（87.6）	45（12.4）		
	高中	196（97.5）	5（2.5）		
	1 个	214（79.6）	55（20.4）	21.802	<0.001
家中子女数	2 个	600（88.0）	82（12.0）		
	3 个及以上	155（94.5）	9（5.5）		
是否独生	是	214（79.6）	55（20.4）	16.840	<0.001
	否	755（89.2）	91（10.8）		
	好	849（86.4）	134（13.6）	2.749	0.253
生活状态自评	一般	108（91.5）	10（8.5）		
	差	12（85.7）	2（14.3）		
健康状态自评	健康	582（87.5）	83（12.5）	0.544	0.461
	不健康	387（86.0）	63（14.0）		
	好	853（86.5）	133（13.5）	1.902	0.386
身体素质自评	一般	98（89.1）	12（10.9）		
	差	18（94.7）	1（5.3）		
	内向	145（85.3）	25（14.7）	0.534	0.766
性格自评	外向	562（87.4）	81（12.6）		
	中性	262（86.8）	40（13.2）		

（五）女性青少年青春期发育提前多因素分析

对女性青少年青春期发育提前进行多因素分析，影响女性青少年青春期发育提前的 logistic 回归分析自变量变量赋值情况见表3-25。结果显示，与11~12岁相比，13~14岁、15~16岁、18岁以上年龄段的发生率低，有显著性差异（p<0.001）。OR 值分别为0.034、0.021、0.01，表明以上三个年龄段的发生率分别为11~12岁发生率的0.034、0.021、0.01倍。详见表3-26。

表 3-25　影响女性青春期发育提前 logistic 回归分析自变量变量赋值情况

自变量	变量值定义
年龄（岁）	11~12=1；13~14=2；15~16=3；17=4；18~21=5
BMI	<18.5=1；18.5~23.9=2；>23.9=3
就学情况	小学 =1；初中 =2；高中 =3
是否独生	是 =0；否 =1

以女性青春期发育提前作为因变量，表中4个因素作为自变量，进行多因素 logistic 回归分析。回归模型变量的引入水平为0.05，剔除水平为0.1。

表 3-26　影响女性青少年青春期发育提前 logistic 回归分析

变量	β	S.E.	Wald	df	P 值	OR 值	OR 值的95% C.I.	
							Lower	Upper
年龄 11~12（参照）			76.093	4	0			
13~14	−2.404	0.497	23.421	1	0	0.09	0.034	0.239
15~16	−2.921	0.49	35.48	1	0	0.054	0.021	0.141
17	−3.586	0.497	52.005	1	0	0.028	0.01	0.073
18~21	−4.272	0.538	63.053	1	0	0.014	0.005	0.04

续表

变量	β	S.E.	Wald	df	P 值	OR 值	OR 值的 95% C.I. Lower	Upper
BMI<18.5（参照）			17.209	2	0			
18.5~23.9	0.733	0.259	8.043	1	0.005	2.082	1.254	0.239
>23.9	1.485	0.364	16.682	1	0	4.414	2.165	0.141
就学情况小学（参照）			19.456	2	0			0.073
初中	−0.701	0.241	8.463	1	0.004	0.496	0.31	0.04
高中	−1.782	0.483	13.637	1	0	0.168	0.065	
是否独生是（参照）								
否	−0.512	0.22	5.402	1	0.02	0.599	0.389	0.239
常数	1.477	0.457	10.429	1	0.001	4.379		

（六）女性青少年青春期发育延后单因素分析

女性青少年青春期发育延后的单因素分析显示，不同年龄阶段的女生发生青春期发育延后的比率不同，11~12岁年龄段的发生率明显低于其他年龄段，有显著性差异（p<0.001）。就读于高中者明显高于就读于小学和初中者，有显著性差异（p<0.001）。独生子女明显低于非独生子女，有显著性差异（p<0.001）。身体素质自评为良好者低于一般和较差者，有显著性差异（p<0.05）。性格自评内向者明显低于外向和中性者，有显著性差异（p<0.05）。详见表3-27。

（七）女性青少年青春期发育延后多因素分析

对女性青少年青春期发育延后进行多因素分析，影响女性青少年青春期发育延后的 logistic 回归分析自变量变量赋值情况见表3-28。结果显示与11~16岁相比，17~21岁年龄段的发生率高，有显著性差异（p<0.001）。OR 值分别为2.861、25.377，表明17~21岁年龄段的发生率分别为11~16岁发生率的2.861、25.377倍。与现就读于小学者相比，就读于高中者的发生率高，有显著性差异（p<0.001），OR 值为3.876，表明现就读于高中者的发生率是现就读于小学的3.876倍。与性格自评为内向者相比，性格外向和中性者青春期发育延后的机率低，有显著性

差异（p<0.05），OR 值分别为0.47、0.191，表明性格自评为外向和中性者青春期发育延后的风险为性格自评内向者的0.47、0.191倍。详见表3-29。

表 3-27　女性青少年青春期发育延后单因素分析情况

变量	特征	是否发生初潮年龄延后		卡方	p 值
		否	是		
年龄（岁）	11~16	768（98.1）	15（1.9）	183.270	<0.001
	17	209（93.7）	14（6.3）		
	18~21	54（62.8）	32（37.2）		
身高（cm）	140~154	335（95.2）	17（4.8）	0.542	0.763
	155~169	356（93.9）	23（6.1）		
	170~189	363（94.5）	21（5.5）		
握力（kg）	14.9~31.9	345（95.6）	16（4.4）	1.143	0.565
	32~38.4	385（93.9）	25（6.1）		
	38.5~58.6	324（94.2）	20（5.8）		
现就读学校	小学	535（96.9）	17（3.1）	62.144	<0.001
	初中	352（97.2）	10（2.8）		
	高中	167（83.1）	34（16.9）		
家中子女数	1 个	263（97.8）	6（2.2）	41.606	<0.001
	2 个	653（95.7）	29（4.3）		
	3 个及以上	138（84.1）	26（15.9）		
是否独生	是	263（97.8）	6（2.2）	7.198	0.007
	否	791（93.5）	55（6.5）		
生活状态自评	好	929（94.5）	54（5.5）	0.008	0.928
	一般和差	125（94.7）	7（5.3）		
健康状态自评	健康	623（93.7）	42（6.3）	2.275	0.132
	不健康	431（95.8）	19（4.2）		

续表

变量	特征	是否发生初潮年龄延后		卡方	p 值
		否	是		
身体素质自评	好	938（95.1）	48（4.9）	6.985	0.030
	一般	98（89.1）	12（10.9）		
	差	18（94.7）	1（5.3）		
性格自评	内向	155（91.2）	15（8.8）	7.418	0.025
	外向	606（94.2）	37（5.8）		
	中性	293（97.0）	9（3.0）		

表 3-28　影响女性青少年青春期发育延后 logistic 回归分析自变量变量赋值情况

自变量	变量值定义
年龄（岁）	11~16=1；17=2；18~21=3
就学情况	小学 =1；初中 =2；高中 =3
是否独生	是 =0；否 =1
身体素质	好 =1；一般 =2；差 =3
性格自评	内向 =1；外向 =2；中性 =3

以女性青春期发育延后作为因变量，表中5个因素作为自变量，进行多因素 logistic 回归分析。回归模型变量的引入水平为0.05，剔除水平为0.1。

表 3-29　影响女性青少年青春期发育延后 logistic 回归分析

项目		β	S.E.	Wald	df	P 值	OR 值	OR 值的95% C.I.	
								Lower	Upper
年龄（岁）	11~16（参照）			70.755	2	<0.001			
	17	1.051	0.403	6.81	1	0.009	2.861	1.299	6.299
	18~21	3.234	0.397	66.34	1	<0.001	25.377	11.654	55.26
就学情况	小学（参照）			13.082	2	0.001			

续表

项目		β	S.E.	Wald	df	P 值	OR 值	OR 值的95% C.I.	
								Lower	Upper
	初中	0.523	0.443	1.391	1	0.238	1.687	0.708	4.021
	高中	1.355	0.377	12.917	1	<0.001	3.876	1.852	8.115
身体素质	好（参照）			0.554	2	0.758			
	一般	0.307	0.435	0.5	1	0.48	1.36	0.58	3.189
	差	−0.188	1.099	0.029	1	0.864	0.829	0.096	7.136
性格自评	内向（参照）			10.631	2	0.005			
	外向	−0.755	0.384	3.859	1	0.049	0.47	0.221	0.998
	中性	−1.656	0.508	10.603	1	0.001	0.191	0.071	0.517
	常数	−4.313	0.678	40.426	1	0	0.013		

第三节 讨论

一、男女性青少年生长发育状况

为了解宁夏青少年生长发育的年代变化规律，本研究对1985—2016年宁夏青少年生长发育数据进行比较，结果显示：2016年男性青少年身高数据与1985年和1995年相比明显增高，有极显著性差异；与2005年相比增高，有显著性差异。男性青少年体重数据与1985年和1995年相比，除个别年龄组外，均明显增加，有极显著性差异（p<0.001）；与2005年相比增加，有显著性差异（p<0.05）。且身高、体重增值均随年代增加而递减。提示男性青少年身高、体重与31年前和21年前相比，增加幅度明显大于与11年前相比增加的幅度，即男性青少年的身高和体重增长虽然呈现出年代增加的趋势，但增长趋势有所减缓。此外，值得研究的是，在17岁年龄组，31年间男性青少年无论身高还是体重均未显示出任何差异。提示这种生长发育的增加趋势至青春晚期停止，31年间宁夏成人期的体态未发生明显变化。

　　女性的生长发育显示出了同样的增长规律，但与男性不同之处在于，除个别年龄组外，女性身高、体重与31年前、21年前以及11年前相比均明显增加，显示出极显著性差异（p<0.001）。提示女性青少年的身高和体重增长呈现出年代增加的趋势，且成人体态也出现了增长的变化趋势。本次调查结果与国内外报道相似。

　　本次调查显示，近31年来，宁夏男性青少年身高增值达到平均每十年增加1.37~2.93 cm，体重增值达到平均每十年增加1.08~2.89 kg；女性青少年身高增值达到平均每十年增加2.09~2.96 cm，体重增值达到平均每十年增加1.43~2.53 kg。与20世纪60年代英国伦敦大学 Tanne 教授的报道一致，该学者指出，在1880—1950年的70年间，欧美国家青少年的身高以平均每十年2.5 cm 的速度增长、体重以平均每十年2 kg 的速度增加，而成年身高则平均每十年增长1 cm。Tanner 教授以"长期生长趋势"对这种趋势进行了命名。因此，宁夏青少年也处于长期生长趋势。但近30年来，这种生长发育增幅呈现出年代递减的趋势。

　　近两个世纪以来生长长期趋势主要表现为儿童生长水平的提高，青春期发育提前，成年身高持续增长和身材比例的变化。各国学者甚至将青少年的生长长期趋势视为人群"生活状况的生物标准"，并将它与国内生产总值（GDP）、人均期望寿命、婴儿死亡率等指标相提并论，来共同反映社会的公平性。

　　至2016年，改革开放已有三十多年，我国发生了翻天覆地的变化，广大群众的经济收入、生活质量等都得到了明显的改善，这就为广大青少年的茁壮成长提供了良好的物质基础和经济保障。宁夏地处我国大西北，若与我国沿海等东部省市相比，经济文化发展的确相形见绌，但若与历史上的宁夏进行纵向比对，则可以看出，中华人民共和国成立后尤其是改革开放以及我国西部大开发战略实施后，宁夏的经济文化均得到了很大的发展，人民生活水平及社会公平性显著提高。如改革开放之初宁夏的 GDP 为13亿元人民币，1988年为50亿元人民币，1998年为245亿元人民币，至2015年为2912亿元人民币。经济发展了，人民生活水平必定会随之提高。鉴于此，伴随着人们物质生活的改善，在1985—2016年的31年间，宁夏青少年的生长发育水平得到了显著的提高，且增长幅度也大大超过了"平均每10年身高增长1 cm、体重增加0.5 kg"的世界近百年的平均增长水平。表明宁夏青少年生长发育水平处于"长期趋势"中的增长阶段，但这种趋势随着年代的增加略有减缓。

二、男性青少年青春期发育及外生殖器官疾患影响因素分析

（一）男性青少年青春期发育状况

本次调查显示，宁夏男性青少年 G2年龄均值为12.96±1.14岁，TV ≥4 ml 年龄均值为12.40±0.849岁，阴毛发育 Tanner 分期 PH2年龄均值为13.49±1.05岁，而首次遗精年龄均值为13.07±0.95岁。提示宁夏男性青少年的青春期发育时相按以下顺序进行：首先在12.40岁睾丸开始发育，大约经过8.15月（13.07岁）出现首次遗精，又大约经过5.11月（13.49岁）阴毛开始发育。而青少年青春期各项主要指标全面启动的时间为12.96岁。宁夏男性青少年各项青春期发育指标与同期我国广西农村地区相比显示了明显的差异，提示青春期发育除受到强烈的遗传因素的影响外，地域环境、气候湿度、营养状况等影响因素的作用也不容忽视。

宁夏男性青少年 G2年龄均值明显晚于1988—1994年美国白人、非裔和墨西哥裔男童（10.1岁、9.5岁、10.4岁），也明显晚于2005年李丽霞的报道，该报道显示烟台市男性青少年 G2年龄为10岁。

在正常健康儿童中，阴毛发育是肾上腺机能初现的临床标志，肾上腺机能发动主要与种族相关，与睾丸发育相比，阴毛发育状况更不确切。宁夏青少年阴毛发育评价——Tanner's 标准分期平均年龄明显晚于我国8个协作地区（包括沈阳、天津、上海、合肥、武汉、重庆、广州等）城乡15 011名6.0~18.9岁男性儿童、青少年的阴毛发育年龄（PH2为12.67岁）。因该研究最终认定我国男童阴毛发育属于较迟的人群，据此推断宁夏男性青少年的阴毛发育年龄也应属于较迟之列。

此外，本次调查显示宁夏男性青少年首次遗精年龄均值为13.07±0.95岁，明显早于1995年刘戈力报到中国天津男性青少年的首次遗精年龄（14.12岁）；早于中华医学会儿科学分会报道的中国九大城市青少年的首次遗精年龄（14.68岁）；早于檀大羡2012年报道的中国广西农村青少年的首次遗精年龄（14.52岁）；与

Greil 2005年报道的德国青少年的首次遗精年龄（13.80岁）相近。提示宁夏男性青少年首次遗精年龄与国内外同龄青少年相比处于较早的水平。通过与1995年宁夏历史数据（15.70岁）进行纵向对比，宁夏男性青少年首次遗精年龄呈现出随年代增加而提前的变化趋势，比21年前提前了2.63岁。为何宁夏男性青少年在1995年还与全国1979年的首次遗精年龄（16.12岁）相近，时隔20年竟出现如此大的变幅，其原因有待我们进行更深入的研究。本次调查结果与文献报道研究结果比较见表3-8。

本次调查显示，首次遗精年龄发生季节以夏季最高（59.1%），其次为秋季（12.0%）、冬季（8.9%），春季最少（5.9%）。男性调查对象首次遗精年龄发生的季节分布特点与国内多数地区报道相似——夏季最多。有学者认为夏季首次遗精发生率高的原因可能与青少年在上学期间经历了紧张的考试后放假，心情轻松愉快有关。宁夏中小学暑期放假时间（7月初至8月底）近两个月，此时学生们处于夏季紧张考试后的休闲放松状态，故而容易发生首次遗精。

（二）男性青少年青春期发育提前和延后状况及影响因素分析

1. 男性调查对象青春期提前和延后状况分析

有研究将男性9岁之前睾丸发育定义为青春期发育提前，但受调查设计所限，本研究未将10岁以前的男性青少年列为抽调对象，无法了解9岁孩童的睾丸发育状况，因此会产生部分数据遗失。而首次遗精的发生标志着男性青少年性功能发育成熟，因此将其作为评价青少年生理发育的标志性指标具有重要的意义。此外，由于本研究的调查时间与青少年发生首次遗精的时间间距较短，不宜产生记忆偏移，因此本研究最终选择将首次遗精年龄作为评判男性青少年青春期发育迟早的标准。

根据中国男童青春期发育提前和延后的定义，按照首次遗精年龄≤13.5岁作为男童青春期发育提前的指标，首次遗精年龄≥16.5岁作为男童青春期发育延后的指标进行判断。结果显示，宁夏男性青少年青春期发育提前比例较高（占38.8%），而青春期发育延后的比例较低（占4.6%）。宁夏男性青少年青春期发育提前出现如此高的比例，的确出乎我们的意料之外，其原因有待进一步探讨。

2. 男性青少年青春期发育提前和延后的影响因素分析

多因素分析显示影响男性青少年青春期发育提前的因素为握力。肺活量和体重在单因素分析时有意义，但最终未进入多因素结果。

本研究显示，握力较小者青春期发育提前的发生率高于握力较大者。纵观相关文献，未发现类似报道。握力主要是测试上肢肌肉群的发达程度，测试受试者前臂和手部肌肉的力量，是反映人体上肢力量发展水平的一种指标。握力较小者其上肢肌肉群的发达程度较弱，这是否提示了首次遗精年龄的发生与体质肌肉群的发达与否具有相关性，有待进一步研究。

（三）男性青少年外生殖器疾患状况及影响因素分析

1. 男性青少年外生殖器疾患状况分析

包茎和包皮过长是男性青少年常见的两种外生殖器官异常。本次调查显示，男性青少年包皮正常者占33.9%，异常者占66.1%。本结果与国内相关报道接近，如梁朝朝曾报道合肥市男性青少年包皮过长的发病率为67.79%，而殷毓琪曾报道酒泉市男性青少年包皮过长的发病率为64%。提示宁夏男性青少年包皮异常的发病率也较高，包皮相关性疾病仍然是困扰宁夏男性青少年生殖器疾患的多发病和常见病。

本次调查显示，宁夏男性青少年 VC 的总患病率为14.1%，略低于国内文献报道（19.82%）。提示宁夏男性青少年精索静脉曲张的发病率低于国内平均水平。此外，本次调查显示左侧 VC 的发病率高于右侧，这与诸多研究结果一致，考虑系左侧精索静脉以直角注入左肾静脉，精索静脉的静脉瓣缺失或功能不全以及"胡桃钳"现象引起。此外，还有重要的动力性因素，即性发育过程中，高压力的静脉回流刺激精索静脉，由于个体差异的存在，刺激的强度与频度及血管本身发育的情况不同，导致了静脉迂曲。

2. 男性青少年外生殖器疾患影响因素分析

本研究结果显示，影响男性调查对象包皮分级的因素包括年龄、生活状态自评。与11~12岁相比，14岁年龄段发生包皮过长的概率低。分析与阴茎的发育特点有关。阴茎前端的一段皮肤叫包皮，婴儿时期将阴茎头完全包住，只留排小便的出口。儿童在成长的过程中随阴茎的发育，粘连吸收，包皮口扩大，部分包皮向上退缩转为正常，阴茎头显露出来或转为包皮过长。这种变化一般从8~10岁开始，15岁以后趋于停止。一般在青春期发育期前，性器官发育缓慢，只有到青春期发育期时迅速增长。在发育过程中，海绵体的增长速度较包皮快，包皮过长及包茎可随年龄的增长及外生殖器的发育，部分可自然好转。因此，由于阴茎发育的时间依从性决定了真正意义的包皮过长诊断应该在青春期结束后进行。

本研究显示，与生活状态自评较好者相比，生活状态自评较差者包皮异常的发生率高。纵观相关文献，尚未发现类似的报道。但在对女性青少年的青春期发育相关影响因素的研究中，有学者指出，父母之间的关系、家庭经济收入、父母文化程度、父母养育方式对女童月经初潮年龄均有一定的影响，可能由于不良的家庭关系可引起女童的心理应激反应，继而影响其青春期发育。据此推测在男性青少年的青春期发育中，生活状态自评作为一种自评变量是青少年对家庭生活、校园生活以及自身健康状态的总体评价，其评价分值的高低，在一定程度上也反映了男性青少年对自己生活、学习和身体状态的综合评定。不良的评定会引起男性青少年不良的心理应激反应，从而影响其青春期发育。

此外，本调查显示，年龄是影响男性青少年发生 VC 重要的影响因素。与国内外报道一致。Akbay 等调查发现 11~14岁男性患病率是 7.3%，15~19岁男性患病率是 9.3%，11岁以下少见发病。这一发现反映了 VC 与包皮异常一样，也是一种时间依从性较强的进行性疾病。

三、女性青少年青春期发育状况及影响因素分析

（一）女性青少年青春期发育状况

女性青少年外生殖器检查状况见表3-20。本次调查显示，宁夏女性青少年乳房分级 B2期年龄均值为12.38±1.89岁，第二性征分期 SSC2年龄均值为11.17±0.81，阴毛发育 Tanner 分期 PH2期年龄均值为14.82±2.03岁，而月经初潮年龄均值为12.60±1.20岁。宁夏女性青少年青春期发育时相按以下顺序进行：首先在12.38岁乳房开始发育，大约经过2.67月后（12.96岁）出现月经初潮，又大约经过21.9月（14.82岁）阴毛开始发育。女性青少年青春期各项主要指标全面

启动的时间为11.17岁。

本研究结果与国内外其他地区的同类数据相比，显示出明显的差异，这种差异既有启动时间的早晚，也有发育顺序的先后。如21世纪初，我国贵阳市的调查结果为B2（10.78岁）→PH2（12.49岁）→月经初潮年龄（12.58岁）；而我国烟台市2004年的调查结果为B2（9.97岁）→PH2（11.94岁）→月经初潮年龄（12.04岁）。但与宁夏1995年的历史数据相比有所提前。提示宁夏女性青少年青春期启动时相也呈现出长期生长趋势，但仍属于较晚发育的一族。

（二）女性青少年青春期发育提前延后的影响因素分析

1. 女性青少年青春期提前和延后状况

女性月经初潮年龄由于其易检性和不易受到观测误差影响的优点，一直是衡量女性生长发育状况的常用指标之一。许多报道显示，月经初潮年龄的正常范围在10~16岁之间。本研究根据中国女童青春期发育提前和延后的定义，按照月经初潮年龄≤11.5岁作为女童青春期发育提前的指标，月经初潮年龄≥14.3岁作为女童青春期发育延后的指标，对宁夏女性青少年的青春期发育年龄进行了研究。结果显示，宁夏女性青少年青春期发育提前者占13.1%，青春期发育延后者占5.5%。女性青少年青春期发育提前的比例明显低于男性，但发育延后的年龄与男性相当。为何在同一地区，同一人群、不同性别间会出现青春期发育时相的较大差异，值得进行更深入的研究。

2. 女性青少年青春期发育提前延后的影响因素分析

本次调查显示，影响女性青春期发育提前和延后的多因素分析结果包括年龄、现就读学校、性格自评。单因素分析结果包括家中子女数、身体素质自评。

年龄作为影响女性青春期发育时相的因素，查阅相关文献未发现类似报道。但作为宁夏女性青少年青春期发育提前和延后的共同影响因素，其逻辑规律是合理的。如11~12岁年龄段青春期发育提前的发生率明显高于其他年龄段，但同时这一年龄段青春期发育延后的概率又明显低于其他年龄段。提示就是在11~12岁年龄段这一特定年龄段的女性其发生青春期发育时相异常的可能性最高。即2004—2005年出生的女性青少年其发生青春期发育时相异常的概率明显高于其他时段出生的女性青少年。这种青春期发育时相异常的年代聚集性有待进一步研究。

此外本次调查显示，性格自评为内向者其发生青春期发育时相异常的比率低于外向和中性者。纵观相关文献，没有发现类似报道。本研究认为，性格自我评价作为一种性格的自我评定指标，在一定程度上反映了调查对象对自己性格偏向的判定。一般内向者性格偏安静，而外向者性格较活泼，中性者则介于二者之间。分析不同的性格在处理相同事件时，会产生不同的心理应激，并间接通过下丘脑—垂体—性腺轴影响其青春期发育。

此外，本次调查显示，独生子女与多子女家庭相比，不易发生青春期发育延后，与有关报道一致。国内有报道指出，独生女比有同胞的女孩更早进入成熟期，分析与独生子女营养水平相对较高、膳食营养更加丰富有关。

第四节　小结

本章通过采用中国学生体质健康调研的抽样框架，对宁夏两所中学和一所小学的2132名中小学生进行了一般体格检查和第二性征检查，并通过 Logistic 回归模型分析了男女性青少年青春期发育异常以及外生殖器官疾患的影响因素。结果显示，宁夏青少年处于长期生长趋势，但生长发育的增幅呈现随年代增加而递减的态势。男女性青少年中青春期发育时相异常均占有一定的比例，其主要影响因素主要包括体重、握力、肺活量以及性格自评等。男性包皮异常和VC仍然是困扰男性青少年生殖健康的主要疾患，发病具有时间依从性。此外，生活状态自评也是包皮异常的主要影响因素。因此，要重视宁夏青少年的生殖健康影响因素，有效控制与青春期发育伴行的生殖健康异常和疾患，针对青少年青春期发育的时间依从性特征，制定切实可行的生殖健康保健管理模式，提高宁夏青少年整体的生殖健康水平。

第四章 宁夏育龄人群生殖健康、生殖健康知信行现状及影响因素研究

第一节 宁夏育龄人群生殖健康现状及影响因素研究

在育龄期（15~50岁），男女两性由于两性性功能的活跃以及各自所承担的生育任务和生育风险，导致此期成为了人类生殖健康状况最为复杂和多变的时期。而与之密切相关的生殖健康重要事件如生育状况、生殖系统疾患、安全的性行为、避孕节育等，成为了这个时期突出的生殖健康保健重点。为了解宁夏育龄人群生殖健康现状，探讨其影响因素，本研究抽取参加宁夏孕前优生健康检查育龄人群的体质检查数据，进行生殖健康现况研究，为政府制定相关政策提供决策依据。

一、调查对象和方法

（一）调查对象

1.样本选择

本研究依托宁夏回族自治区免费孕前优生健康检查信息系统，利用spss21.0软件随机抽取2016年全区进行孕前优生健康检查的成年已婚人群，男女性各1 000人，共2 000人进行系统分析。

调查对象纳入标准：自愿参加国家免费孕前优生健康检查的成年已婚育龄

群体；在该地区连续居住6个月以上的常住人口；与当地妇幼保健和计划生育中心签订知情同意书者。

2. 最低样本数量

本研究以《国家免费孕前优生健康检查项目技术服务家庭档案》为模板，选取与本研究相关的统计分析变量67项（女性39项，男性28项）进行研究。男性共28项，根据Kendall的样本估计方法——观测值至少是变量个数的10倍，约为280人，假定样本的有效回收率为80%，即最少样本量为350人。女性共39项，根据Kendall的样本估计方法——观测值至少是变量个数的10倍，约为390人，假定样本的有效回收率为80%，即最少样本量为488人。

（二）研究方法

1. 问卷调查

了解基本信息、育龄群众的健康情况。现病史、孕育史、既往史、家族史、用药情况、生活习惯、饮食营养、职业状况、社会心理和人际关系等。

2. 体格检查

测量身高、体重、血压、安静状态下的脉搏等。女性妇科双合诊/三合诊检查，了解子宫、附件、盆腔情况。男性外生殖器检查，了解有无包茎、包皮过长、精索静脉曲张及其他外生殖器疾患。

3. 临床实验室检查

女性包括血常规、尿常规、阴道分泌物检查，肝肾功能（谷丙转氨酶）、血糖检查、甲状腺功能（促甲状腺激素）等；男性包括血型、尿常规检查、梅毒螺旋体检查、肝肾功能检查等。

4. 影像学检查

彩色B超诊断仪经腹检查女性子宫、附件、盆腔等状况。

5. 判定标准

血压：收缩压90~140 mmHg为正常，收缩压≤90 mmHg、≥140 mmHg为异常；舒张压60~90 mmHg为正常，舒张压≤60 mmHg、≥90 mmHg为异常。

心率：心率60~100次/分为正常；心率<60次/分、>100次/分为异常。

BMI：BMI小于18.5 kg/m² 为过轻，18.5~23.9 kg/m² 为正常，大于23.9 kg/m²

为过重。

月经初潮年龄提前或延后：本研究根据中国女童青春期发育提前和延后的定义，按照月经初潮年龄≤11.5岁作为青春期发育提前的指标，月经初潮年龄≥14.3岁作为青春期发育延后的指标。

阴道清洁度：Ⅰ度，镜下以阴道杆菌为主，并可见大量上皮细胞；Ⅱ度，有部分阴道杆菌，上皮细胞亦可见，也有部分脓细胞和杂菌；Ⅲ度，只见少量阴道杆菌和上皮细胞，但有大量脓细胞和其他杂菌；Ⅳ度，镜下无阴道杆菌，几乎全是脓细胞和大量杂菌。清洁度Ⅰ～Ⅱ度为正常，Ⅲ～Ⅳ度为异常。

（三）质量控制

1.临床质量控制

包括询问病史的质量以及进行一般性体格检查的质量等。

2.检验质量控制

包括临床实验室室内质量控制、生物安全、检查项目标准操作规程文件的编写、检测项目采样、存储、转运和使用情况等。每年由上级技术部门开展两次临床实验室室间质控。

3.数据质量控制

通过国家免费孕前优生健康检查管理和决策信息系统监测数据采集的准确性和及时性。通过每月情况上报、网络直报等了解项目进展状况。每年由上级技术部门开展两次数据质量督察。

（四）数据分析方法

采用Epidata3.0软件进行数据录入，SPSS21.0和Stata软件进行数据分析。

描述性分析：对调查对象的基本信息、现病史、孕育史、既往史、家族史、用药情况、生活习惯、饮食营养、职业状况、社会心理和人际关系等进行描述性分析。

对男女性不同外生殖器官疾患进行单因素分析，提取有意义变量进行多因素Logistic回归分析。对发病率较低的疾患如男性梅毒螺旋体筛查阳性进行Possion回归模型分析。

二、研究结果

（一）男女性育龄群众的一般人口学状况

男性1 000名（占50.0%），女性1 000名（占50.0%）。删除有缺失值和不符合逻辑的异常数据，得到有效样本量1990例，其中男性997例（占50.10%），女性993例（占49.89%）。男女性调查对象年龄均值分别为31.15±6.56岁、24.21±6.56岁；其中男女性21~30岁为最多（55.9%、90.3%）。男性调查对象中大专及以上文化程度最多（35.1%），小学及以下文化程度最少（4.6%）；女性调查对象中初中文化程度最多（68.9%），大专及以上文化程度最少（3.9%）。详见表4-1。

表4-1　男女性育龄群众的一般情况

项目	特征	男性（n=997，%）	女性（n=993，%）
年龄（岁）（$\overline{X}\pm S$）		31.15±6.56	24.21±6.56
年龄（岁）	21~30	557（55.9）	897（90.3）
	31~40	331（33.2）	84（8.5）
	41~50	105（10.5）	12（1.2）
	50~60	4（0.4）	0
文化程度	小学及以下	46（4.6）	166（16.7）
	初中	343（34.4）	684（68.9）
	高中、中专、中技	258（25.9）	104（10.5）
	大专及以上	350（35.1）	39（3.9）

（二）男女性育龄群众的既往史、家族史及注射疫苗情况

男女性调查对象曾经患有慢性病者分别占2.4%、0.2%，本人或家族中患有糖尿病者分别占1.6%、0.0%，祖父、外祖父、父母两代家族内近亲婚配者分别占0.5%、0.2%，曾经注射风疹疫苗者分别占5.7%、4.0%，曾经注射乙肝疫苗者分别占44.5%、35.0%。详见表4-2。

表4-2　男女性育龄群众既往史、家族史以及注射疫苗情况

项目	男性（n=997，%）	女性（n=993，%）
患有慢性疾病	24（2.4）	2（0.2）
本人或家族成员患有糖尿病	16（1.6）	0
祖父／外祖父／父母两代家族内近亲婚配	5（0.5）	2（0.2）
曾经注射风疹疫苗	57（5.7）	40（4.0）
曾经注射乙肝疫苗	444（44.5）	348（35.0）

（三）男女性育龄群众的饮食营养、生活习惯、社会心理状况

男女性调查对象禁食肉蛋者分别占1.4%、0.6%，厌食蔬菜者分别占0.0%、0.5%，有食用生肉嗜好者分别占0.1%、0.2%，吸烟者分别占38.4%、0.0%，存在被动吸烟的分别占9.2%、98.6%，饮酒者分别占20.0%、0.3%，生活或工作中接触危险因素者分别占7.9%、0.3%，感到生活、工作压力者分别占18.3%、5.2%。详见表4-3。

表4-3　男女性育龄群众饮食营养、生活习惯、社会心理因素

项目	男性（n=997，%）	女性（n=993，%）
禁食肉蛋类	14（1.4）	6（0.6）
厌食蔬菜	0	5（0.5）
食用生肉嗜好	1（0.1）	2（0.2）
吸烟	383（38.4）	0
被动吸烟	92（9.2）	979（98.6）
饮酒	199（20.0）	3（0.3）
生活或工作接触危险因素	79（7.9）	3（0.3）
感到生活、工作压力	182（18.3）	52（5.2）

（四）男女性育龄群众一般体格检查状况

男女性调查对象身高均值分别为173.14±5.19 cm、161.2±4.89 cm，体重均值分别为70.47±5.55 kg、55.64±8.32 kg，BMI均值分别为23.49±3.28 kg/m²、21.41±3.14 kg/m²。体重消瘦者分别占3.7%、12.1%，正常者分别占56.4%、74.8%，超重或肥胖者分别占39.9%、13.1%。心率正常者分别占97.6%、99.3%，心率异常者分别占2.4%、0.7%。收缩压正常者分别占76.9%、97.5%，收缩压异常者分别占23.1%、2.5%。舒张压正常者分别占94.8%、98.7%，舒张压异常者分别占5.2%、1.3%。详见表4-4。

表4-4　男女性育龄群众的一般体格检查状况

项目	特征	男性（n=997，%）	女性（n=993，%）
身高（$\overline{X}$±SD）（cm）		173.14±5.19	161.2±4.89
体重（$\overline{X}$±SD）（kg）		70.47±5.55	55.64±8.32
BMI（$\overline{X}$±SD）（kg/m²）		23.49±3.28	21.41±3.14
BMI	消瘦	37（3.7）	120（12.1）
	正常	562（56.4）	743（74.8）
	超重或肥胖	398（39.9）	130（13.1）
心率（次/分）	正常	973（97.6）	986（99.3）
	异常	24（2.4）	7（0.7）
收缩压（mmHg）	正常	767（76.9）	968（97.5）
	异常	230（23.1）	25（2.5）
舒张压（mmHg）	正常	945（94.8）	980（98.7）
	异常	52（5.2）	13（1.3）

（五）男性育龄群众生殖器官疾患状况

男性调查对象VC占8.2%，包皮过长者占4.3%，包茎者占0.1%，梅毒螺旋体筛查阳性占0.4%。详见表4-5。

表 4-5　男性外生殖器官疾患状况

项目	特征	频数（n）	频率（%）
包皮情况	正常	953	95.6
	过长	43	4.3
	包茎	1	0.1
精索静脉曲张	是	82	8.2
	否	915	91.8
梅毒螺旋体筛查	阴性	993	99.6
	阳性	4	0.4

（六）男性育龄群众外生殖器官疾患影响因素分析

1. 精索静脉曲张单因素分析

男性 VC 单因素分析显示，不同文化程度的男性发生 VC 的比率不同，小学以下及初中文化水平的发病率明显高于高中以上学历的发病率，有显著性差异（p<0.05）。饮酒者 VC 的发生率高于不饮酒者，有显著性差异（p<0.05）。禁食肉蛋者的发病率明显高于进食肉蛋者，有显著性差异（p<0.05）。详见表4-6。

表 4-6　不同男性精索静脉曲张情况

项目	特征	精索静脉曲张		χ^2	P
		阳性	阴性		
年龄（岁）	21~30	48（8.6）	509（91.4）	7.732	0.052
	31~40	31（9.4）	300（90.6）		
	41~50	2（1.9）	103（98.1）		
	50~60	1（25.0）	3（75.0）		
文化程度	小学及以下	10（21.7）	36（78.3）	86.058	0.000
	初中	61（17.8）	282（82.2）		
	高中、中专、中技	3（1.2）	255（98.8）		
	大专及以上	8（2.3）	342（97.7）		

续表

项目	特征	精索静脉曲张		χ^2	P
		阳性	阴性		
注射过风疹疫苗	是	7（12.3）	50（87.7）	0.809	0.368
	否	75（8.0）	865（92.0）		
注射过乙肝疫苗	是	34（7.7）	410（92.3）	0.341	0.559
	否	48（8.7）	505（91.3）		
吸烟	是	35（9.1）	348（90.9）	0.688	0.407
	否	47（7.7）	567（92.3）		
饮酒	是	33（16.6）	166（83.4）	23.001	0.000
	否	49（6.1）	749（93.9）		
进食肉蛋类	是	78（7.9）	905（92.1）	7.788	0.005
	否	4（28.6）	10（71.4）		
生活或工作接触危险因素	是	6（7.6）	73（92.4）	0.045	0.832
	否	76（8.3）	842（91.7）		
感到生活、工作压力	是	14（7.7）	168（92.3）	0.084	0.772
	否	68（8.3）	747（91.7）		
BMI（kg/m^2）	消瘦	5（13.5）	32（86.5）	1.634	0.442
	正常	47（8.4）	515（91.6）		
	超重或肥胖	30（7.5）	368（92.5）		
心率（次/分）	正常	81（8.3）	892（91.7）	0.127	0.722
	异常	1（4.2）	23（95.8）		
收缩压（mmHg）	正常	67（8.7）	700（91.3）	1.149	0.284
	异常	15（6.5）	215（93.5）		
舒张压（mmHg）	正常	81（8.6）	864（91.4）	2.073	0.150
	异常	1（1.9）	51（98.1）		

2. 精索静脉曲张多因素分析

男性 VC 多因素分析显示，与小学及以下文化程度者相比，高中／中专／中技 VC 的发病率低，两者相比有显著性差异（p<0.001）。OR 值为0.045，表明高中／中专／中技 VC 的发病率为小学及以下文化程度者的0.045倍。与小学及以下文化程度者相比，大专及以上学历者 VC 的发病率低，两者相比有显著性差异（p<0.001）。OR 值为0.088，表明大专及以上学历者 VC 的发病率为小学及以下文化程度者的0.088倍。与禁食肉蛋者相比，进食肉蛋者 VC 的发病率低，两者相比有显著性差异（p<0.05）。OR 值为0.271，表明禁食肉蛋者 VC 的发病率为进食肉蛋者的0.271。详见表4-7。

表 4-7　男性精索静脉曲张 Logistic 回归分析

自变量	B	S.E.	Wald χ^2	P	OR	95%CI
文化程度（参照：小学及以下）						
初中	-0.212	0.389	0.297	0.586	0.881	（0.377, 1.734）
高中、中专、中技	-3.100	0.685	20.495	00.000	0.045	（0.012, 0.172）
大专及以上	-2.433	0.509	22.875	0.000	0.088	（0.032, 0.238）
进食肉蛋类（参照：否）						
是	-1.307	0.666	3.859	0.049	0.271	（0.073, 0.997）
吸烟（参照：否）						
是	0.045	0.247	0.033	0.856	1.046	（0.644, 1.697）

3. 男性育龄群众包皮过长单因素分析

男性包皮过长单因素分析显示，感到生活和工作压力者发生包皮过长的概率高于未感到生活和工作压力者，两者相比有显著性差异（p<0.05）。详见表4-8。

表 4-8 不同男性包皮过长情况

项目	特征	男性包皮过长		χ^2	P
		是	否		
年龄（岁）	21~30	29（5.2）	528（94.8）	3.488	0.175
	≥ 40	14（3.2）	426（96.8）		
文化程度	小学及以下	2（4.3）	44（95.7）	0.650	0.885
	初中	17（5.0）	326（95.0）		
	高中、中专、中技	11（4.3）	247（95.7）		
	大专及以上	13（3.7）	337（96.3）		
注射过风疹疫苗	是	1（1.8）	56（98.2）	0.414	0.520
	否	42（4.5）	898（95.5）		
注射过乙肝疫苗	是	17（3.8）	427（96.2）	0.455	0.500
	否	26（4.7）	527（95.3）		
吸烟	是	21（5.5）	362（94.5）	2.063	0.151
	否	22（3.6）	592（96.4）		
饮酒	是	10（5.0）	189（95.0）	0.306	0.580
	否	33（4.1）	765（95.9）		
进食肉、蛋类	是	42（4.3）	941（95.7）	0.276	0.600
	否	1（7.1）	13（92.9）		
生活或工作接触危险因素	是	6（7.6）	73（92.4）	2.239	0.135
	否	37（4.0）	881（96.0）		
感到生活、工作压力	是	14（7.7）	168（92.3）	6.161	0.013
	否	29（3.6）	786（96.4）		
BMI	消瘦	0（0.0）	37（100.0）	1.875	0.392
	正常	24（4.3）	538（95.7）		
	超重或肥胖	19（4.8）	379（95.2）		

项目	特征	男性包皮过长		χ^2	P
		是	否		
心率（次/分）	正常	42（4.3）	931（95.7）	0.000	1.000
	异常	1（4.2）	23（95.8）		
收缩压（mmHg）	正常	28（96.3）	739（96.3）	3.534	0.060
	异常	15（6.5）	215（93.5）		
舒张压（mmHg）	正常	40（4.2）	905（95.9）	0.033	0.857
	异常	3（5.8）	49（94.2）		

4. 梅毒螺旋体筛查阳性影响因素分析

男性梅毒螺旋体阳性多因素影响分析显示，与未接触危险因素者相比，接触危险因素者梅毒螺旋体筛查阳性的发病率高，两者相比有显著性差异（p<0.001），RR 值为0.000。与心率异常者相比，心率正常者梅毒螺旋体筛查阳性的发病率低，两者相比有显著性差异（p<0.001），RR 值为0.000。详见表4-9。

表 4-9　男性育龄群众梅毒螺旋体阳性影响因素 Poisson 回归分析

项目	系数	标准误	z 检验	P	RR	95%CI	
年龄	0.913	0.855	1.07	0.286	2.492	−0.764	2.589
文化程度	−0.311	0.343	−0.91	0.364	0.733	−0.983	0.361
注射风疹疫苗	2.116	1.195	1.77	0.077	8.298	−0.226	4.458
吸烟	0.2329	1.024	0.23	0.820	1.262	−1.773	2.340
接触危险因素	−13.553	0.676	−20.06	0.000	0.000	−14.878	−12.229
生活、工作压力	0.137	0.562	0.24	0.807	1.147	−0.965	1.240
BMI 指数	0.111	0.851	0.13	0.896	1.117	−1.557	1.779
心率	−13.887	0.707	−19.73	0.000	0.000	−15.267	−12.507
n				997			

续表

项目	系数	标准误	z 检验	P	RR	95%CI
Wald χ^2				1179.31		
P				0.000		

（七）女性育龄群众生殖健康状况

女性调查对象月经初潮年龄均值为14.06±1.27岁；月经初潮年龄偏早者占0.6%，偏迟者占27.5%；月经不规律者占5.1%；月经量多者占4.6%，中等者占88.8%，量少者占6.5%；痛经者占3.4%。

女性调查对象从未采用避孕措施者占81.2%，曾经使用 IUD 者占10.5%，曾经或正在采用自然避孕者占1.3%，曾经使用或正在使用口服避孕药、避孕套者占7.0%。

女性调查对象曾经怀孕者占49.9%，曾经足月活产者占47.1%，曾有不良妊娠史者占11.7%，曾有自然流产史者占2.1%，曾有人工流产史者占9.5%，其中人流1次占7.4%，人流2次占2.0%，人流3次占0.1%。

女性调查对象宫颈异常者占3.0%，阴道清洁度异常者占32.5%，阴道 pH 值异常者占5.2%，妇科 B 超检查异常者占5.4%。详见表4-10。

表 4-10 女性生殖健康状况（n=993）

项目	特征	频数（n）	百分比（%）
初潮年龄均值（$\overline{X}$ ±SD）	14.06±1.27 岁		
	初潮偏早	6	0.6
月经初潮年龄	初潮正常	714	71.9
	初潮偏迟	273	27.5
月经周期自评	规律	942	94.9
	不规律	51	5.1
月经量自评	多	48	4.6
	中	882	88.8

项目	特征	频数（n）	百分比（%）
月经量自评	少	65	6.5
痛经	是	34	3.4
	否	959	96.6
避孕措施	从未采用	806	81.2
	IUD	104	10.5
	自然避孕	13	1.3
	避孕药、避孕套等	70	7.0
曾经怀孕	是	499	49.4
	否	494	49.9
曾经足月活产	是	471	47.1
	否	522	52.2
曾有不良妊娠	是	117	11.7
	否	876	87.6
曾经自然流产	是	21	2.1
	否	972	97.2
人工流产次数（次）	0	898	89.8
	1	74	7.4
	2	20	2.0
	3	1	0.1
宫颈	正常	963	97.0
	异常	30	3.0
阴道清洁度	异常	323	32.5
阴道 pH	异常	52	5.2
妇科 B 超检查	正常	939	94
	异常	54	5.4

（八）女性育龄群众生殖健康状况异常的影响因素分析

1. 女性育龄群众阴道清洁度异常单因素分析

女性阴道清洁度异常单因素分析显示，不同年龄阶段阴道清洁度异常的发病率有显著性差异（$p<0.001$），31~40岁年龄段的发病率最高（71.4%），≤20岁年龄段发病率最低（7.3%）。不同文化程度阴道清洁度异常的发病率有显著性差异（$p<0.05$），小学及以下文化程度的发病率高于其他文化程度者。是否被动吸烟与阴道清洁度异常的发病率有显著性差异（$p<0.001$），被动吸烟者的发病率高（85.7%），无被动吸烟者低（31.8%）。收缩压是否正常与阴道清洁度异常的发病率有显著性差异（$p<0.05$），收缩压异常者的发病率高（60.0%），收缩压正常者的发病率低（31.8%）。不同月经量者阴道清洁度异常的发病率有显著性差异（$p<0.05$），月经量少者阴道清洁度异常的发病率（50.8%）高于月经量中等者（30.7%）和月经量多者（43.5%）。是否痛经者阴道清洁度异常的发病率有显著性差异（$p<0.05$），无痛经症状者的发病率（33.3%）高于有痛经症状者（11.8%）。不同避孕方法阴道清洁度异常的发病率有显著性差异（$p<0.001$），使用宫内节育器（IUD）者的发病率最高（53.8%），从未采用任何措施者的发病率最低（28.5%）。宫颈光滑与否与阴道清洁度异常的发病率有显著性差异（$p<0.001$），宫颈异常者的发病率（63.3%）高于宫颈正常者的发病率（31.6%）。详见表4-11。

表 4-11　不同女性阴道清洁度异常情况

项目	特征	阴道清洁度		χ^2	P
		阴性	阳性		
年龄（岁）	≤20	229（92.7）	18（7.3）	136.614	0.000
	21~30	411（63.2）	239（36.8）		
	31~40	24（28.6）	60（71.4）		
	41~50	6（50.0）	6（50.0）		
文化程度	小学及以下	94（56.6）	72（43.4）	11.499	0.009
	初中	481（70.3）	203（29.7）		
	高中/中专/中技	69（66.3）	35（33.7）		

项目	特征	阴道清洁度		χ^2	P
		阴性	阳性		
文化程度	大专及以上	26（66.7）	13（33.3）	11.499	0.009
注射过风疹疫苗	是	24（60.0）	16（40.0）	1.060	0.303
	否	646（67.8）	307（32.2）		
注射过乙肝疫苗	是	222（63.8）	126（36.2）	3.304	0.069
	否	448（69.5）	197（30.5）		
注射疫苗	是	222（63.6）	127（36.4）	3.657	0.056
	否	448（69.6）	196（30.4）		
被动吸烟	是	668（68.2）	311（31.8%）	15.927	0.000
	否	2（14.3）	12（85.7%）		
生活或工作接触危险因素	是	2（66.7）	1（33.3）	0.000	1.000
	否	668（67.6）	322（32.5）		
BMI	消瘦	88（73.3）	32（26.7）	3.033	0.219
	正常	500（67.3）	243（32.7）		
	超重或肥胖	82（63.1）	48（36.9）		
心率（次/分）	正常	666（67.5）	320（32.5）	0.033	0.857
	异常	4（57.1）	3（42.9）		
收缩压（mmHg）	正常	660（68.2）	308（31.8）	8.819	0.003
	异常	10（40.0）	15（60.0）		
舒张压（mmHg）	正常	659（67.2）	321（32.8）	1.061	0.303
	异常	11（84.6）	2（15.4）		
月经初潮年龄	初潮偏早	4（66.7）	2（33.3）	0.016	0.992
	初潮正常	481（67.4）	233（32.6）		
	初潮偏迟	185（67.8）	88（32.2）		
月经周期	规律	32（62.7）	19（37.3）	0.547	0.459
	不规律	638（67.7）	304（32.3）		

续表

项目	特征	阴道清洁度		χ^2	P
		阴性	阳性		
痛经	是	30（88.2）	4（11.8）	6.915	0.009
	否	640（66.7）	319（33.3）		
避孕措施	从未采用	576（71.5）	230（28.5）	34.219	0.000
	宫内节育器	48（46.2）	56（53.8）		
	自然避孕	9（69.2）	4（47.1）		
	避孕药、避孕套等	37（52.9）	33（47.1）		
宫颈	正常	659（68.4）	304（31.6）	13.376	0.000
	异常	11（36.7）	19（63.3）		

2. 女性育龄群众阴道清洁度异常多因素分析

女性阴道清洁度筛查阳性的多因素分析显示，与≤20岁女性相比，21~30岁女性阴道清洁度筛查阳性的发病率高，两者相比有显著性差异（p<0.001），OR值为6.593。与≤20岁女性相比，31~40岁女性阴道清洁度筛查阳性的发病率高，两者相比有显著性差异（p<0.001），OR值为22.936。与≤20岁女性阴道清洁度筛查阳性的发病率高，两者相比有显著性差异（p<0.05），OR值为10.972。与小学及以下文化水平的女性相比，初中文化程度的女性阴道清洁度筛查阳性的发病率低，两者相比有显著性差异（p<0.001），OR值为0.398。与小学及以下文化水平的女性相比，高中／中专／中技文化程度的女性阴道清洁度筛查阳性的发病率低，两者相比有显著性差异（p<0.05），OR值为0.414。与小学及以下文化水平的女性相比，大专及以上文化程度的女性阴道清洁度筛查阳性的发病率低，两者相比有显著性差异（p<0.05），OR值为0.395。与无被动吸烟的女性相比，有被动吸烟女性阴道清洁度筛查阳性的发病率高，两者相比有显著性差异（p<0.05），OR值为0.043。与未感到生活压力的女性相比，有生活压力的女性阴道清洁度筛查阳性的发病率高，两者相比有显著性差异（p<0.001），OR值为4.273。与无痛经症状的女性相比，有痛经症状的女性

阴道清洁度筛查阳性的发病率低，两者相比有显著性差异（p<0.001），OR 值为 0.055。与未采取任何避孕措施的女性相比，采用 IUD 避孕的女性阴道清洁度筛查阳性的发病率高，两者相比有显著性差异（p<0.05），OR 值为1.890。详见表 4–12。

表 4–12　女性育龄群众阴道清洁度阳性 Logistic 回归分析

自变量	B	S.E.	Wald χ^2	P	OR	95%CI
年龄（参照：≤ 20 岁）						
21~30 岁	1.886	0.292	41.744	0.000	6.593	（3.721，11.684）
31~40 岁	3.133	0.397	62.273	0.000	22.936	（10.534，49.937）
41~50 岁	2.395	0.722	11.005	0.001	10.972	（2.665，45.175）
文化程度（参照：小学及以下）						
初中	−0.920	0.212	18.798	0.000	0.398	（0.263，0.762）
高中、中专、中技	−0.881	0.318	7.671	0.006	0.414	（0.222，0.773）
大专及以上	−0.929	0.414	5.037	0.025	0.395	（0.175，0.889）
是否被动吸烟（参照：是）						
否	−3.144	1.060	8.792	0.003	0.043	（0.005，0.344）
感到生活压力（参照：否）						
是	1.452	0.373	15.153	0.000	4.273	（2.057，8.879）
收缩压（参照：正常）						
异常	0.154	0.545	0.080	0.778	1.166	（0.401，3.393）
月经量（参照：多）						
中	−0.186	0.367	0.256	0.613	0.830	（0.404，1.705）
少	1.090	0.477	5.229	0.022	2.974	（1.168，7.570）
痛经（参照：否）						
是	−2.895	0.667	18.859	0.000	0.055	（0.015，0.204）

续表

自变量	B	S.E.	Wald χ^2	P	OR	95%CI
避孕措施方式（参照：无）						
宫内节育器	0.636	0.256	6.175	0.013	1.890	（1.144, 3.121）
自然避孕	−0.212	0.652	0.106	0.745	0.809	（0.225, 2.903）
使用避孕药、避孕套等	0.014	0.305	0.002	0.963	1.014	（0.558, 1.844）
分泌物（参照：正常）						
异常	0.725	0.736	0.970	0.325	2.065	（0.488, 1.844）
宫颈（参照：光滑）						
异常	0.432	0.535	0.652	0.419	1.541	（0.540, 4.400）

（九）女性育龄群众人工流产的影响因素分析

1. 女性育龄群众人工流产的单因素分析

女性人工流产的单因素分析显示，不同年龄阶段人工流产率有显著性差异（p<0.001），41~50岁最高（9.5%），≤20岁最低（2.4%）。BMI 正常与否与人工流产率有显著性差异（p<0.05），超重或肥胖者的人工流产率（18.5%）高于消瘦（9.2%）和体重正常者（8.1%）。收缩压正常与否与人工流产率有显著性差异（p<0.05），收缩压异常者的流产率（28.0%）高于正常者（9.1%）。月经量多少与人工流产率有显著性差异（p<0.05），月经量多者的发病率（4.9%）高于月经量中等者（8.9%）和较少者（9.8%）。发生阴道炎与否与人工流产率有显著性差异（p<0.001），有阴道炎者（22.8%）高于无阴道炎者（8.4%）。详见表4-13。

表4-13 不同女性人工流产情况

项目	特征	人工流产经历		χ^2	P
		无	有		
年龄（岁）	≤20	241（97.6）	6（2.4）		
	21~30	587（90.3）	63（9.7）	49.222	0.000
	31~40	62（73.8）	22（26.2）		

续表

项目	特征	人工流产经历		χ²	P
		无	有		
年龄（岁）	41~50	8（66.7）	4（33.3）	49.222	0.000
文化程度	小学及以下	156（94.0）	10（6.794）	6.794	0.079
	初中	614（89.8）	70（10.2）		
	高中/中专/中技	90（86.5）	14（13.5）		
	大专及以上	38（97.4）	1（2.6）		
注射过风疹疫苗	是	38（95）	2（5.0）	0.530	0.467
	否	860（90.2）	93（9.8）		
被动吸烟	否	598（92.7）	47（7.3）	0.000	1.000
	是	885（90.4）	94（9.6）		
生活或工作接触危险因素	否	13（92.9）	1（7.1）	0.175	0.675
	是	2（66.7）	1（33.3）		
	否	896（90.5）	94（9.5）		
感到生活、工作压力	是	849（90.2）	92（9.8）	0.510	0.475
	否	49（94.2）	3（5.8）		
BMI（kg/m²）	消瘦	109（90.8）	11（9.2）	13.820	0.001
	正常	683（91.9）	60（8.1）		
	超重或肥胖	106（81.5）	24（18.5）		
心率（次/分）	正常	892（90.5）	94（9.5）	0.000	1.000
	异常	6（85.7）	1（14.3）		
收缩压（mmHg）	正常	880（90.9）	88（9.1）	8.005	0.005
	异常	18（72.0）	7（28.0）		
舒张压（mmHg）	正常	887（90.5）	93（9.5）	0.059	0.808
	异常	11（84.6）	2（15.4）		

项目	特征	人工流产经历		χ²	P
		无	有		
月经初潮年龄	初潮偏早	5（83.3）	1（16.7）		
	初潮正常	641（89.8）	73（10.2）	1.815	0.404
	初潮偏迟	252（92.3）	21（7.7）		
月经周期	规律	851（90.3）	91（9.7）	0.034	0.853
	不规律	47（92.2）	4（7.8）		
月经量	多	36（78.3）	10（21.7）		
	中	807（91.1）	79（8.9）	8.316	0.016
	少	55（90.2）	6（9.8）		
痛经	是	29（85.3）	5（14.7）	0.548	0.459
	否	969（90.6）	90（9.4）		
阴道分泌物	正常	881（90.6）	91（9.4）	1.250	0.264
	异常	17（81.0）	4（19.0）		
宫颈	光滑	870（90.3）	93（9.7）	0.301	0.583
	异常	28（93.3）	2（6.7）		
阴道炎	阳性	61（77.2）	18（22.8）	17.332	0.000
	阴性	837（91.6）	77（8.4）		
妇科B超检查	正常	851（90.6）	88（9.4）	0.761	0.383
	异常	47（87.0）	7（13.0）		

2. 女性育龄群众人工流产的多因素分析

女性调查对象曾有人工流产史者占9.5%，其中人流1次占7.4%，人流2次占2.0%，人流3次占0.1%。女性人工流产的多因素分析显示，与≤20岁女性相比，21~30岁女性人工流产率高，两者相比有显著性差异（p<0.05），OR值为2.559。与≤20岁女性相比，31~40岁女性人工流产率高，两者相比有显著性差异（p<0.05），OR值为4.513。与≤20岁女性相比，41~50岁女性人工流产率高，两

者相比有显著性差异（p<0.05），OR 值为8.911。详见表4-14。

表 4-14　女性育龄群众人工流产的 Logistic 回归分析

自变量	B	S.E.	Wald χ^2	P	OR	95%CI
年龄（参照：≤ 20 岁）						
21~30 岁	0.940	0.455	4.267	0.039	2.559	（1.049，6.240）
31~40 岁	1.507	0.542	7.741	0.005	4.513	（1.561，13.049）
41~50 岁	2.187	0.794	7.586	0.006	8.911	（1.879，42.261）
收缩压（参照：正常）						
异常	0.073	0.523	0.020	0.888	1.076	（0.386，3.002）
月经量（参照：多）						
中	−0.667	0.446	2.239	0.135	0.513	（0.214，1.230）
少	−0.640	0.625	1.049	0.306	0.527	（0.155，1.795）

三、讨论

（一）男性育龄群众生殖健康状况及相关因素分析

1. 男性育龄群众精索静脉曲张多因素 Logistic 回归分析

本调查显示，在997名调查对象中，VC 的检出率为8.2%，与国内报道的在一般人群中 VC 发病率为8%~16% 的低值相近。因 VC 的发病具有时间依从性的特点，因此可能与本次调查所选择的人群属于成年已婚人群中的育龄期，年龄相对较低有关。

本研究对 VC 的发病情况分别进行了单因素和多因素条件 logistic 回归分析，单因素分析结果显示，不同文化程度的男性发生 VC 的比率不同，小学以下及初中文化水平的发病率明显高于高中以上学历的发病率。饮酒者 VC 的发生率高于不饮酒者，禁食肉蛋者 VC 的发病率明显高于进食肉蛋者。后经多因素分析显示，文化程度和禁食肉蛋是 VC 发病的影响因素。

文化程度是 VC 的重要的保护性因素。国内曾有报道指出，在日常饮食习惯方面，口味较重是 VC 的危险因素；在卫生习惯方面，讲究卫生是 VC 的保护性因素；在穿着习惯方面，喜欢穿纯棉宽松内裤是 VC 的保护性因素，喜欢穿化纤紧身内裤者则是 VC 的危险性因素。

本研究认为"轻口味、注意卫生和穿纯棉内裤等"这些良好的生活习惯均是外部表象，而文化程度高才是这些外部表象的内在根源。文化程度较高者，其知识和文化素养也高，对自身的日常生活保健会更为重视，因此与文化程度较低者相比，无论是卫生习惯、穿着习惯还是饮食习惯都更为理性和科学。

本研究显示，不同饮酒情况者 VC 的发病率不同。有报道显示，饮酒是男性罹患生殖系统疾患——前列腺炎的诱因，对这一相关因素的可能解释是饮酒可造成机体自主神经功能亢进，内分泌失调，同时可能影响体内激素水平、造成内环境紊乱，可能对 VC 的发生、发展有一定影响。当然也不能排除长期饮酒后毛细血管压力增大、弹性降低，继而导致静脉曲张，发生炎性改变有关。

此外，禁食肉蛋者发生 VC 的相对危险度增加。在相关文献中没有发现类似报道，但有报道显示，从营养角度来看，素食者（尤其是全素素食者）主要存在以下两个方面的不足：一是植物类食物中的蛋白质质量较差，必需氨基酸组成不完全或必需氨基酸的量不足；二是素食膳食中不含维生素 B_{12}，且素食者易导致钙、铁、维生素 D 的缺乏，继而会导致蛋白质和总脂肪含量的缺乏。而这些均为人体免疫系统所必需。考虑当人体免疫力低、体质较弱时更易发生 VC。

2. 男性育龄群众包皮过长有序 logistic 回归（Ordinal Regression）分析

本次调查显示，包皮过长检出率为4.3%，明显低于国内报道的在一般人群中包皮过长患者占36.03%~67.7%的发病率。提示宁夏男性育龄人群包皮过长的发病率在国内尚属于较低水平。分析原因如下：目前国内某些涉及男性包皮过长的研究，并未进行婚前以及已婚育龄男性人群的分类调查，只是笼统地概述为"男性包皮过长的发生率"。实际上包皮过长的发生率在不同年龄段是有差异的，而造成这种差异的原因除了青春期时伴随着阴茎的发育，包皮粘连会自行吸收殆尽，以致冠状沟完全外露之外，还有一个重要的原因即手术干预。

部分真性包皮过长的患者会选择在青春期确诊后进行手术治疗，也有部分患者会在婚检结束、新婚之前进行手术治疗。还有部分患者会在婚后进行手术治疗，因此本研究认为，婚检后男性人群、结婚后男性人群包皮过长的发生率均为"继发比例"，而针对不同人群，包皮过长的发病比例势必出现如下规律：未婚男性青年包皮过长的发病比例 > 已婚成年男性包皮过长的发病比例。由于前文所引述的较高的包皮过长发病率都是针对未婚成年男性人群中检查出的包皮过长发病率，这种发病率更接近于包皮过长的实发比例，故而较高。而本章所得出的包皮过长发病率是针对已婚人群而进行的，是包皮过长的继发比例，故而较低。

此外，本研究对男性调查对象的包皮过长进行了 Logistic 回归分析，结果显示未感到生活压力是男性包皮过长的保护性因素，P<0.05。但没有发现包皮过长的危险性因素。纵观国内外相关报道，暂未发现与本研究类似的报道。但是本研究在进行宁夏男性青少年包皮过长的影响因素调查时发现，生活状态自评较好是包皮过长的保护性因素。无论生活状态自评情况还是生活压力大小，都反映了男性生活和工作状态的压力大小。可能系心理压力大易导致人体内环境紊乱，产生不良的心理应激反应，从而改变人体各项机能，对生长和发育造成影响。提示在宁夏地区，无论是男性青少年还是已婚育龄男性，心理压力的大小均是造成其发生生殖健康疾病的重要影响因素。

3. 男性育龄群众梅毒螺旋体筛查 Poisson 回归分析

本次调查显示，梅毒螺旋体阳性筛查阳性率为0.4%（400/10万），明显高于2013年国内报道的29.16/10万的发病率，但与历年来宁夏同类病种的发病率接近。

本研究结果显示，接触危险性因素是梅毒螺旋体筛查阳性的影响因素，无接触史者发病几乎为零。本研究所指的危险因素包括生活或工作过程中接触到的放射线、高温、噪音、有机溶剂（油漆），密切接触猫狗、振动、农药以及重金属等。可以看出，长期接触这些因素会影响人体正常的生理机能，造成免疫系统的功能降低甚至损害，从而在相同条件下，更容易感染梅毒螺旋体。

此外，本调查显示，心率是否正常也是梅毒螺旋体筛查阳性的影响因素。纵观相关文献，未发现类似报道。但有报道指出心率变化是许多疾病的危险性因素，如感染、发热、休克以及某些特定的心脏疾患等。本研究认为，心率作为反映人体正常心功能的主要指标，其正常与否与机体各项机能的正常运转密切相关，心率异常，运达生殖系统、免疫系统的有氧成分降低，机体在受到各种致病菌的侵袭后更易致病。此外，从营养角度来看，心率异常者其血液中所携带的营养成分缺乏，使必需氨基酸、钙、铁、维生素 D 等的吸收量不足，继而导致蛋白质和总脂肪含量的缺乏，而这些均为人体免疫系统所必需，因此更易发生梅毒螺旋体感染。

（二）女性育龄群众生殖健康状况及影响因素分析

1. 女性育龄群众阴道清洁度状况及影响因素分析

阴道清洁度是利用显微镜对阴道分泌物湿片和染色涂片检查，观察其清洁度和有无异常细菌及细胞等，是临床常用的简便易行的检测方法。

本次调查显示，阴道清洁度 Ⅲ～Ⅳ 度患者占32.5%，明显低于2003 年对陕西农村地区育龄妇女普查76.57% 的高患病率，与2004年北京地区以及2005年上海地区已婚妇女 RTIs 报道发病率相近。经多因素回归分析显示，年龄、文化程度、是否被动吸烟、是否感到生活压力、月经量、是否痛经、是否采用 IUD 等是女性阴道清洁度异常的影响因素。

本次调查显示，不同年龄段发生阴道清洁度异常的概率不同。31~40岁年龄段的发病率最高（71.4%），其次是41~50岁（50.0%）、21~30岁（36.8%），而≤20岁发病率最低（7.3%），与国内外报道一致。31~40岁女性由于其所承受的生育任务及其所带来的生育风险，以及这个特定阶段女性内分泌的旺盛、夫妻性生活的活跃等因素，使得这个时期成为女性有限的生殖周期中生殖系统负担最重的阶段。而≤20岁者，原因则刚好相反，多数女性在这个时期都处于待孕状态，生殖系统的负担轻而少，因此成为了保护性因素。因此建议政府及有关部门，将31~50岁年龄段人群作为生殖健康宣传的重点，针对生育、避孕、性生活等不同生殖健康重点事件进行分主题的、分阶段的、分层次的干预。

本次调查显示，小学文化程度是女性阴道清洁度异常的危险性因素。与男性类似，文化程度高低决定了其生殖健康知识储备量的多少，也决定了其吸收科学的生殖健康知识的能力的高低。因此，建议相关部门在进行生殖健康知识的宣传时，将小学文化水平者纳入重点干预对象，同时尽量采取通俗易懂的方式进行干预。

被动吸烟对健康的危害已经得到公认。经研究证实，吸烟产生的烟雾吸烟者本人仅吸入10%（主流烟雾），其余90%的烟雾直接弥散在空气中（侧流烟雾），侧流烟雾中的主要有害物质含量普遍高于主流烟雾。因此，长期被动吸烟后，血液当中尼古丁含量也会增加，从而导致血管内壁出现慢性炎症改变。有研究指出，二手烟含有焦油等超过4000种有害化学物质及数十种致癌物质，会对人群生殖功能、性功能、内分泌、免疫功能等产生不良影响。尤其是对免疫功能造成的严重损害，会大大降低女性生殖道的抵抗力而导致阴道清洁度异常。因此，建议政府及相关部门在制定生殖道感染干预措施时，考虑将在公共场所禁烟作为有效的干预手段。

与男性青少年以及男性育龄群体相似，女性生活压力较大是发生阴道清洁度异常的危险性因素。较大的生活压力，使得免疫系统的正常功能受到抑制而致病。因此，建议政府及有关部门针对不同人群采取不同的减压方式，从而提高宁夏人群整体的生殖健康水平。

本次调查显示，痛经是女性阴道清洁度异常的保护性因素，有痛经者不宜发生阴道清洁度异常。本研究认为，虽然痛经主要取决于妇女的主观感受，但有痛经症状者为了尽量减轻痛经症状，往往在未行经前即会进行相关的经期准备，与无痛经症状者相比，会更加注重自身的经期保健和卫生。

本调查显示，使用 IUD 是女性阴道清洁度异常的危险性因素。多项研究显示，RTI 在我国妇女中普遍存在，且农业人口女性的感染率明显高于非农业人口。本次调查也显示，IUD 是宁夏女性首选的避孕措施，由于其往往在体内放置的时间长达五到十年，伴随着放置年限的增加，女性 RTI 的发生率也会随之增加。考虑 IUD 的放置可能会干扰女性外生殖系统的黏液屏障作用，削弱了其防御功能，易发生逆行感染。此外，IUD 的避孕机理就是使子宫内膜发生慢性无菌性炎症，继而改变子宫的内环境，这种持续性的机械性压迫，也有利于细菌的繁殖。若不注意个人卫生，在发生性行为时，容易导致逆行感染。再有就是 IUD 所引起的比较常见的异常子宫出血的副作用，出血量虽然不多，但往往表现为阴道出血淋漓不尽，血液是细菌良好的培养基，从而造成阴道菌群失调而感染。

2. 女性育龄群众人流次数状况及影响因素分析

本次调查显示，在宁夏女性育龄群众中，流产1次占7.4%，流产2次占2.0%，流产3次占0.1%，总人流率为9.5%。明显低于国内类似报道。有报道显示，有27%的中国已婚育龄妇女曾经进行过人工流产。而根据世界卫生组织统计，全球每年人工流产高达4800万次，我国占比近1/3，其中24岁以下青少年占50%以上，同时重复流产率也较高。考虑与本研究所选调查对象的生育背景和妊娠诉求有关，本次调查对象均为参加国家免费孕前优生健康检查的女性，这些女性本身具有生育需求，因此发生非意愿妊娠的机率较低，人工流产率亦较低。

本研究显示，年龄是影响女性人工流产发生率的主要影响因素。41~50岁的人流率最高（33.3%），其次为31~40岁（26.2%）、21~30岁（9.7%），而≤20岁最低（2.4%）。年龄越低发生人流的次数越少，低年龄是人流次数的保护性因素。人流次数的时间依从性与女性婚后的生育经历以及性生活经历有关，随着结婚时间增加，性生活次数的年代累积效应突显，意外妊娠的概率增加。此外，年龄较大的女性多数都已完成了生育使命，如果再次妊娠均属于非意愿下的意外妊娠，而由于米非司酮、米索前列腺素等药物终止妊娠的方式不适于年龄超过40岁的女性，因此多会以人工流产终止妊娠。许多女性因为没有意识到人工流产术的风险以及对身体的伤害，视人工流产术为一种避孕失败的常规的、普遍的补救措施，而忽略了避孕的重要作用。因此，建议政府及有关部门仍需要将避孕节育作为生殖健康保健的重要任务，根据不同年龄、不同生育要求、不同体质状态的人群的生殖健康特点，进行避孕节育的分类指导，以期最大限度地减少非意愿妊娠的发生。

四、小结

本节对宁夏男女性育龄群众的生殖健康状况进行研究，结果显示宁夏男性育龄人群一般生殖器官疾患的发病率较低，与国内报道低值相近或低于国内报道低值；但性传播疾病的发病率在全国属于较高水平。文化程度、生活压力、生活习惯等是该群体罹患生殖器官疾病的主要影响因素。而接触危险因素以及心率异常是该群体罹患生殖器官传染性疾病的主要影响因素。女性育龄群众生殖道感染率与国内报道接近。年龄、文化程度、是否被动吸烟、是否感到生活压力、是否痛经、是否采用 IUD 是该群体罹患生殖道感染的主要影响因素。年龄是该群体发生人工流产的主要影响因素。提示提升群体的文化程度、降低生活压力、倡导健康的生活方式、促进避孕措施的多元化是提升当地群众生殖健康水平的必要措施。

第二节　宁夏育龄人群生殖健康知信行现状及影响因素研究

生殖健康教育对提高群众生殖保健意识、树立科学的生殖健康观念、促进生殖健康行为具有重要的意义。为了解宁夏已婚育龄男女生殖健康服务需求状况，探讨影响宁夏已婚育龄男女对生殖健康服务需求的主要因素，为政府相关部门制定政策提供数据支持，本研究于2013年5—10月对宁夏成年育龄群众开展了生殖健康知信行现状调查。

一、调查对象与方法

（一）调查对象

1. 样本选择

本研究依托宁夏回族自治区卫生和计划生育妇幼计生服务系统，选取银川市、吴忠市、石嘴山市三个市，方便抽取三个行政村的成年已婚人群进行调查。本次调查共有919名调查对象参与，其中男性占41.45%，女性占58.54%，男女比例为1∶1.41。

调查对象纳入标准：自愿参加，自愿配合调查；成年已婚人群，在该地区连续居住6个月以上的常住人口；能够理解问卷内容，可以进行正常沟通和交流。

2. 最低样本数量

问卷调查包括30个统计分析变量。根据 Kendall 的样本估计方法——观测值至少是变量个数的10倍，约为300人，假定样本的有效回收率为80%，即最少样本量为375人。

（二）研究方法

本研究为现状与意愿调查，调查表在调查人员的指导下，由调查对象独立、无记名完成。若调查对象不能独立完成，则采用一问一答的方式，由调查者如实记录并完成。

根据研究目的，设计问卷式调查表。调查问卷内容主要包括：计划生育生殖健康优质服务的方式和措施、避孕节育知情选择的具体落实、RTI 干预的实施情况；育龄群众对避孕节育措施的满意度和综合利用度、获得避孕节育药具的主要途径和方法、实施避孕绝育措施的主要决定权、生殖健康服务方面的其他主观需求；育龄人群生殖健康知识调查及男性对男性生殖健康相关知识了解情况等。每份问卷设计二十余道问题，各题有不同答案可供选择，有单选题、多选题，还有补充问答题，充分考虑了调查对象的意愿表达。

1. 生殖健康服务关怀（女性调查问卷）

本研究采用自行设计的调查问卷，内容包括五大部分。

一般人口学状况：年龄、文化程度、生育子女数。

避孕节育状况：是否有过避孕失败；生育后首次落实避孕措施的时间；采取的避孕节育方法；采取避孕方法的主要决定者；避孕节育方法的满意程度；对避孕方法原理以及注意事项的了解程度。

生殖健康知识问答：性病的传播途径；预防艾滋病的方法。

生殖健康服务效果及需求：避孕药具的主要获得途径；在采取避孕方法前技术人员是否详细介绍过该方法的优缺点；是否在知情同意书上签字；采用该方法一年后是否得到过随访服务；采用该方法后是否有不适；一年来是否参加过生殖道感染查治服务；更换内裤的时间；晒放内裤的地点等。

2. 生殖健康服务需求（女性调查问卷）

本研究采用自行设计的调查问卷，内容包括三大部分。

一般人口学状况：出生年月日、居住地点。

生殖健康知识问答：迫切需要知道的生殖健康知识和获得的服务；在生殖健康优质服务方面已经获得的知识和服务；在生殖道感染干预方面已经获得的知识。

生殖健康服务效果及需求：在怀孕前后得到过哪些生殖健康服务；对计划

生育生殖健康工作的意见和建议及其他需求。

3. 男性生殖健康服务调查问卷

本研究采用自行设计的调查问卷，内容包括五大部分。

一般人口学状况：年龄、文化程度、生育子女数。

避孕节育状况：是否有过避孕失败、采取的避孕节育方法；采取这种避孕方法的决定者；避孕节育方法的满意程度；对避孕方法原理以及注意事项的了解程度。

生殖健康知识问答：性病的传播途径；预防艾滋病的方法。

男性生殖健康的内涵：拥有满意性生活的方法；保持生殖健康的方法。

生殖健康服务需求：对计划生育生殖健康工作的意见和建议及其他需求。

4. 生殖健康服务需求（男性调查问卷）

本研究采用自行设计的调查问卷，内容包括三大部分。

一般人口学状况：出生年月日、居住地点。

生殖健康知识问答：迫切需要知道的生殖健康知识和获得的服务；在生殖健康优质服务方面已经获得的知识和服务；在生殖道感染干预方面已经获得的知识。

生殖健康服务需求：避孕药具的主要获得途径。

调查问卷信效度检验结果见表4-15。

表4-15 问卷信效度检验结果

问卷	Cronbach's Alpha	KMO	题项数
生殖健康服务关怀（女性调查问卷）	0.637	0.831	27
生殖健康服务需求（女性调查问卷）	0.751	0.783	22
生殖健康服务关怀（男性调查问卷）	0.630	0.616	31
生殖健康服务需求（男性调查问卷）	0.838	0.819	26

（三）质量控制

1. 调查前的质量控制

调查问卷的质量控制：本研究在调查前，研究人员通过查阅大量国内外有关文献，研究设计出调查方案，并多次咨询包括生殖健康学、流行病学、妇科学、男性学在内的相关专家，对项目进行整体设计与可行性论证，形成初步问卷后，选择符合抽样人群特征的人群进行小范围模拟预调查。慎重审核项目纳入标准，对调查中发现的问题予以及时更改和调整。按照严格的抽样方法确定被调查地区，同时与项目协作单位签订项目合作协议，保证项目的合法性。

调查员的质量控制：由县妇幼保健计划生育服务中心具有多年临床经验的具有主治医师及以上职称的专业技术人员作为本研究的调查员。在项目正式开始前，在当地进行统一培训，尽量规避人为测量偏倚。

2. 调查时的质量控制

为减少无应答偏倚的产生，提高调查对象对项目的认同度和依从性，在调查前，研究者详细介绍了本调查的目的和意义，在活动现场滚动播放宣传片，同时配合项目目的，为每位调查者免费发放小礼品。

3. 调查后的质量控制

数据录入的质量控制：再次检查全部收回的调查表格，对调查表格的质量进行初筛，剔除无效者。同时逐一核对问卷编号，本调查采用了 Epidata 双录入，在计算机录入程序中设定了相应的逻辑控制及核查程序，及时指出调查和录入时产生的错误，有效地控制数据的质量。遇到逻辑错误及时核对原始问卷并进行一致性检验，规避人为输入错误，确保输入数据的真实性和准确性。

统计分析的质量控制：由项目组中统计学专业成员组成统计处理小组，集体讨论项目数据处理，分析过程中对缺失数据采用剔除、均值插补等方法处理。

（四）统计分析

采用 Epidata3.0 软件进行数据录入，SPSS21.0 进行数据分析，Bootstrap 程序软件进行中介效应分析。对调查对象的人口学状况、生殖健康知识问答、生殖健康服务需求、生活习惯等进行描述性分析。

采用 Bootstrap 程序软件进行调查对象生殖健康服务需求的中介效应分析。运用多个中介变量（multiple-mediator）进行中介效应检验，构建中介效应模型，分析不同中介变量在自变量与调节变量对因变量的交互影响中是否发挥中介效应，包括中介效应的大小和显著性（total indirect effect）。

Bootstrap 中介效应检验方法是指，自变量和调节变量对因变量的交互影响受到中介变量的中介作用。简言之就是，自变量对因变量影响的中介机制会因调节变量而不同。

在社会学、心理学、消费者行为学、组织行为学等社会科学的研究中，中介效应的探讨是研究者特别关心的问题。对于中介效应的检验，以往研究普遍采用 Baron 和 Kenny（1986）提出的因果逐步回归的检验方法。Baron 和 Kenny（1986）提出的因果逐步回归的方法的检验程序是：首先，将自变量对因变量进行回归，回归系数 c' 必须显著，即主效应存在是中介效应的前提（模型1）；其次，将自变量对中介变量进行回归，回归系数 a 显著，即存在自变量对中介变量的影响（模型2）；最后，将自变量、中介变量同时对因变量进行回归，中介变量回归系数应当显著（模型3），同时自变量回归系数 c' 不显著，或者作用大小相对于 c' 显著减少。同时满足上述三个条件即存在中介效应。另外，模型3中的系数 ab 用于判断中介效应是部分中介（partial mediation，c' 显著）还是完全中介（complete mediation，c' 不显著）。

$$Y = I + xC + e_1 \qquad (1)$$
$$M = I + Ax + e_2 \qquad (2)$$
$$Y = I + c'X + bM + e_3 \qquad (3)$$

温忠麟等（2004）将该中介效应检验方法进行总结，提炼了中介效应的检验程序和具体的操作步骤，国内学者在中介效应检验时普遍参照该方法。

然而，近年来有不少学者对 Baron、Kenny（1986）、温忠麟等（2004）的因果逐步回归方法在检验方法的有效性和检验程序的合理性上提出质疑，包括检验程序不合理，对中介效应的检验分析不深入，检验方法缺乏有效性，未能明晰复杂中介效应检验方法等。针对上述中介效应检验存在的诸多问题，Zhao 等（2010）总结提出了一套更为合理有效的中介效应检验程序（参见图4-1），并推荐按照 Preacher 和 Hayes（2004）提出的 Bootstrap 方法进行中介检验。Zhao 等（2010）提出的中介效应检验程序近两年来被国外学者们广泛参照，在心理学、消费者行为学、组织行为学等领域的顶级学术期刊上都有较多的引用。

本章将以此方法对宁夏育龄人群生殖健康 KAP 现状进行研究。样本量（bootstrap samples）为5000，系惯常设定，代表随机抽样的次数；置信区间选择95% 亦系惯常设定，代表了置信度，若设定99%，则表示更高的置信度。

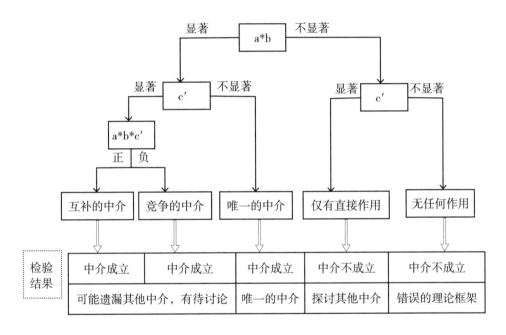

图4-1 Zhao 等（2010）中介效应检验和分析程序 [1]

Bootstrap 中介效应检验方法的总体思路：首先，检验自变量和调节变量对因变量的交互影响；其次，检验自变量和调节变量对中介变量的交互影响；再次，检验加入了中介变量之后，自变量和调节变量对因变量的交互作用是否显著降低；最后，依据调节变量的不同水平分析自变量对因变量影响的中介路径。

Bootstrap 方法的步骤和原理：第一，基于原有样本（样本量为 n）进行随机

① 资料来源：Zhao X，Lynch J G，Chen Q，2010.Reconsidering Baron and Kenny：Myths and Truths about Mediation Analysis[J].Journal of Consumer Research，37：197-206.

重复抽样，共抽取 n 个样本（每个样本被抽到的概率为1/n，抽取的 n 个样本中很可能存在重复样本）；第二，基于抽取的 n 个样本计算中介效应的估计值 ab；第三，重复上述步骤若干次（记为 B，一般设定 B=5000），将 B 个中介效应估计值的均值作为中介效应的点估计值，将 B 个中介效应估计值 ab 按数值大小排序，得到序列 C，用序列 C 的第2.5百分位数（LLCI）和第97.5百分位数（ULCI）来估计95%的中介效应置信区间。

二、研究结果

（一）男女性育龄群众一般状况

男女性调查对象的年龄均值分别为35.42±9.70岁、36.83±11.31岁。男女性调查对象均以30~40岁居多，分别占47.81%、37.58%。初中学历居多，分别占68.20%、66.67%。详见表4-16。

表 4-16 男女性育龄群众一般状况

变量	特征	男性		女性	
		n	%	n	%
年龄	20–	95	27.69	127	26.96
	30–	164	47.81	177	37.58
	40–	57	16.62	105	22.29
	50–	27	7.87	62	13.17
文化程度	小学及以下	42	12.20	110	23.35
	初中	234	68.20	314	66.67
	高中、中专	66	19.20	44	9.34
	大专及以上	1	0.30	3	0.64

（二）男女性育龄群众生育及避孕节育状况

男女性调查对象生育1个孩子的分别占3.5%、3.61%，生育过2个孩子的分别占26.20%、28.87%，生育过3个孩子的分别占63.30%、54.99%，生育4个及以上孩子的分别占7.00%和12.53%。

男女性调查对象曾经有过避孕失败的分别占30.57%、21.30%。男女性调查对象夫妻避孕采取宫内节育器的分别占63.00%、66.45%，采取结扎绝育术避孕的分别占13.40%、22.08%，采取避孕药避孕的分别占10.20%、5.73%，采取皮埋避孕的分别占3.80%、4.46%，采取避孕套避孕的分别占3.60%、0.00%。

男女性调查对象所采用的避孕方法由丈夫决定的分别占14.00%、7.01%，由妻子决定的分别占35.30%、17.62%，由夫妇二人共同决定的分别占29.40%、58.17%，其他决定者的分别占16.21%、17.20%，男女在避孕方法决定权上的差异存在统计学意义（p<0.001）。男女性调查对象了解该避孕方法的原理和注意事项的分别占4.70%、74.92%，一般了解的分别占31.50%、17.83%，不了解的分别占63.90%、7.22%，男女在对避孕方法认知上的差异存在统计学意义（p<0.001）。男女性调查对象对该方法满意的分别占71.73%、83.87%，一般满意的分别占25.07%、14.01%，不满意的分别占3.20%、2.12%，男女在避孕方法满意度上的差异存在统计学意义（p<0.001）。详见表4-17。

表4-17 男女性育龄群众生育及避孕节育情况

项目	特征	男性		女性		X^2
		n	%	n	%	
生育过几个孩子	1个	12	3.50	17	3.61	—
	2个	90	26.20	136	28.87	
	3个	217	63.30	259	54.99	
	4个及以上	24	7.00	59	12.53	
是否有过避孕失败	是	144	30.57	103	21.30	—
	否	324	68.79	359	74.2	

项目	特征	男性		女性		X²
		n	%	n	%	
采取何种避孕方法	上环	216	63.00	313	66.45	—
	结扎	46	13.40	104	22.08	
	皮埋	13	3.8	21	4.46	
	避孕药	35	10.20	27	5.73	
	避孕套	33	9.60	0	0.00	
避孕方法由谁决定	丈夫决定	48	14.00	33	7.01	70.148**
	妻子决定	121	35.30	83	17.62	
	夫妇共同决定	101	29.40	274	58.17	
	其他	60	16.21	81	17.20	
对该避孕方法了解程度	了解	16	4.70	353	75.00	436.723**
	一般	108	31.50	84	17.80	
	不了解	219	63.90	34	7.20	
对该避孕方法满意程度	满意	246	71.73	395	83.87	17.622**
	一般	86	25.07	66	14.01	
	不满意	11	3.20	10	2.12	

注：** 表示 $p<0.001$。

（三）男女性育龄群众生殖健康知信行状况

1. 男女性育龄群众生殖健康知识掌握状况对比

男女性调查对象认为性病是通过不健康的性接触传播的分别占97.10%、93.40%，认为性病是经过食物传播的分别占1.20%、1.10%，不知道性病传播途径的分别占1.5%、5.50%，男女性在性病知识掌握程度上的差异存在统计学意义（$p<0.05$）。

男女性调查对象认为预防艾滋病的方法是拒绝毒品的分别占64.70 %、

42.70%，是避免不安全输血的分别占65.00%、50.30%，是洁身自爱不乱性的分别占78.70%、72.00%，是性行为时使用安全套的分别占57.40%、40.10%，不知道的分别占5.20%、18.30%，男女性在预防艾滋病知识掌握程度上的差异存在统计学意义（p<0.001）。详见表4-18。

表 4-18 男女性育龄群众生殖健康知识掌握状况对比

变量	回答	男性		女性		X^2
		n	%	n	%	
性病传播方式	不健康的性接触传播	333	97.10	440	93.40	8.904*
	经过食物传播	4	1.20	5	1.10	
	不知道	5	1.5	26	5.50	
预防艾滋病的方法	拒绝毒品	222	64.70	201	42.70	46.581**
	避免不安全输血	223	65.00	237	50.30	
	洁身自爱不乱性	270	78.70	339	72.00	
	性行为时使用安全套	197	57.40	189	40.10	
	不知道的	18	5.20	86	18.30	

注：* 表示 p<0.05，** 表示 p<0.001。

2. 男性育龄群众生殖健康知识调查结果

男性调查对象认为男性生殖健康的内涵是满意和安全的性生活的占68.5%，有生育能力的占57.7%，可以自由决定何时生育的占49.3%，有权获得安全、有效、经济、可接受的避孕方法的占72.9%。

男性调查对象认为男性在生殖健康中起着举足轻重的作用的占73.50%；认为没有男性参与不可能实现整个人群生殖健康的占64.40%；认为从生理方面，男性是性启动者，其后果有妊娠、生育、非意愿妊娠的占62.70%；认为从家庭方面，男性是丈夫、父亲、是家庭核心的占75.80%。

男性调查对象认为男性拥有满意的性生活就需要拥有正常的性心理、科学知识、爱心、责任心的占80.8%，要有正常的性功能、性技巧的占61.8%。

男性调查对象认为男性保持生殖健康需要加强锻炼、保持健壮体魄的占81.3%，养成良好的生活习惯，不酗酒、少吸烟、远离毒品、避免过频的桑拿和热水浴的占72.6%，注意饮食、避免肥胖和高血脂的占73.8%，不要盲目服补药和不偏食的占73.8%。

男性调查对象认为计划生育生殖保健是女方单方面的事，与我无关的占19.0%；认为需同时关心女方和自己的生殖健康的占56.6%；与女方共同选择避孕方法的占76.1%。详见表4-19。

表4-19 男性育龄群众生殖健康知识现状

变量	特征	n	%
男性生殖健康的内涵	满意和安全的性生活	235	68.50
	有生育能力	198	57.70
	可以自由决定何时生育	169	49.30
	有权获得安全、有效、经济、可接受的避孕方法	250	72.90
男性在生殖健康方面扮演的角色	男性在生殖健康中起着举足轻重的作用	225	73.50
	没有男性参与不可能实现整个人群的生殖健康	197	64.40
	从生理上，男性是性启动者，其后果有妊娠、生育、非意愿妊娠	192	62.70
	从家庭方面，男性是丈夫、父亲、是家庭核心	232	75.80
如何拥有满意的性生活	拥有正常的性心理，科学知识	277	80.80
	有正常的性功能和性技巧	212	61.80
如何保持生殖健康	需加强锻炼、保持健壮体魄	279	81.30
	养成良好的生活习惯，不酗酒、少吸烟、远离毒品	249	72.60
	注意饮食、避免肥胖	253	73.80
如何参与计划生育生殖保健	计划生育生殖保健是女方单方面的事，与我无关	65	19.00
	关心女方和自己的生殖健康	194	56.60
	与女方共同选择避孕方法	261	76.10

3. 男女性育龄群众已经获得的和迫切需要了解的生殖健康知识

男女性调查对象在生殖健康优质服务方面已经获得我国人口基本状况知识的分别占75.90%、46.10%，获得计划生育的政策法规知识的分别占74.90%、71.90%，获得了避孕节育科学知识的分别占61.90%、64.90%。

男女性调查对象在生殖道感染干预方面已经获得生殖道感染的各种情况、产生原因、对健康危害以及预防知识的分别占82.70%、86.60%；知道丈夫在预防妻子生殖道感染方面具有重要作用的分别占75.20%、72.10%；知道预防生殖道感染是生殖健康的重要内容的分别占68.70%、72.90%。

男女性调查对象在回答迫切需要知道的生殖健康知识时，回答迫切想知道有关人口和计划生育的法律法规知识的分别占28.30%、46.50%，回答迫切想知道计划生育技术服务基本项目免费政策的分别占39.40%、29.30%，回答迫切想知道政府对计划生育困难户进行补助的政策的分别占34.20%、43.00%，回答迫切想知道政府帮助独生子女父母解决养老后顾之忧的政策的分别占41.00%、30.60%，回答迫切想知道各种避孕节育方法特点的分别占19.20%、32.90%，回答迫切想知道避孕节育手术的随访服务的分别占28.00%、17.40%，回答迫切想知道预防婴儿出生缺陷的基本知识的分别占25.70%、27.10%，回答迫切想知道预防妇女生殖道感染知识和服务的分别占32.90%、43.80%，回答迫切想知道预防艾滋病基本知识的分别占31.60%、28.4%。详见表4-20。

表 4-20　男女性育龄群众迫切需要掌握的和已经了解的生殖健康知识

项目	特征	男性	女性
您和您周围的人迫切需要知道的生殖健康知识和获得的服务	有关人口和计划生育的法律法规知识	87（28.3）	225（46.5）
	计划生育技术服务基本项目免费政策	121（39.4）	208（29.3）
	政府对计划生育困难户进行补助的政策	105（34.2）	142（43.00）
	政府帮助独生子女父母解决养老后顾之忧的政策	126（41.00）	148（30.60）
	各种避孕节育方法特点	59（19.20）	159（32.90）
	避孕节育手术的随访服务	86（28.00）	84（17.40）

项目	特征	男性	女性
您和您周围的人迫切需要知道的生殖健康知识和获得的服务	预防婴儿出生缺陷的基本知识	79（25.70）	131（27.10）
	预防妇女生殖道感染的知识和服务	101（32.90）	212（43.80）
	预防艾滋病的基本知识	97（31.60）	153（28.49）
生殖健康优质服务方面获得的知识和服务	通过人口计划生育部门提供的资料、录像等，知道了我国人口的基本状况	233（75.90）	223（46.10）
	计划生育工作人员介绍了计划生育的政策法规	230（74.90）	348（71.90）
	计划生育服务人员介绍过避孕节育的科学知识和各种方法，以及这些方法的适应症和可能的副作用	190（61.90）	314（64.90）
	夫妻在选择具体避孕节育方法时得到过医务人员的具体指导	176（46.31）	232（43.04）
	夫妻做了避孕节育手术后，计划生育部门的同志曾经来进行过探访，或进行过电话随访	151（39.73）	221（41.00）
生殖道感染干预方面，通过计划生育部门获得的知识	知道生殖道感染的各种情况、产生原因、对健康危害以及预防知识	254（82.70）	419（86.60）
	知道丈夫在预防妻子生殖道感染方面具有重要作用	231（75.20）	349（72.10）
	知道预防生殖道感染是生殖健康的重要内容	211（68.70）	353（72.90）

4. 男女性育龄群众避孕药具获得途径

男女性调查对象主要通过计划生育服务机构获得避孕药具的分别占75.32%、85.35%，主要通过村委会获得避孕药具的分别占14.10%、36.94%，主要通过妇幼保健中心获得避孕药具的分别占7.37%、32.06%。详见表4-21。

表 4-21 男女性育龄群众避孕药具获得途径 （ n，% ）

项目	特征	男性	女性
避孕药具的获得途径	计划生育服务机构	235（75.32）	402（85.35）
	妇幼保健中心	23（14.10）	151（36.94）
	医院	5（7.37）	148（32.06）
	药店	13（3.42）	140（25.97）
	社区服务中心	2（0.53）	138（25.60）
	单位	2（0.53）	135（25.04）
	私人诊所	1（0.26）	136（25.23）
	村委会	44（11.57）	174（32.28）

5. 生殖健康优质服务状况及效果

女性调查对象在采取该避孕方法前技术人员详细介绍过该避孕方法优缺点的占79.19%，没有介绍过的占8.07%，记不清是否介绍过的占12.74%。使用该方法前在知情同意书上签过字的占67.30%，没有签过字的占15.07%，记不清是否签过字的占17.62%。采用这种避孕措施一年内得到过随访的占78.13%，没有得到随访的占21.87%。采用这种方法没有不适的占57.75%，有不适，但及时处理的占39.07%；有不适，没有及时处理的占3.18%。女性调查对象怀孕前后没有得到过生殖健康服务的占11.2%，得到过宣传、咨询、指导的占83.9%，进行过营养素补充服务的占2.9%，得到过其他服务的占0.4%。女性调查对象中，每天都更换内裤的占15.71%，两天更换内裤的占60.93%，三天及以上更换内裤的占23.35%。在室内亮处或凉台晒放内裤的占11.46%，在室内阴暗处晒放内裤的占7.86%，在凉台阳光下充分暴晒内裤的占80.68%。详见表4-22。

表 4-22　生殖健康优质服务状况及效果

变量	特征	n	%
采取避孕方法前是否介绍过	是	373	79.19
	否	38	8.07
	记不清	60	12.74
采取避孕方法前是否签字	是	317	67.30
	否	71	15.07
	记不清	83	17.62
采取避孕措施一年内是否得到随访	是	103	21.87
	否	368	78.13
采取避孕方法是否有不适	没有不适	272	57.75
	有不适，但及时处理	184	39.07
	有不适，没有及时处理	15	3.18
怀孕前后是否得到过生殖健康服务	是	54	11.20
	否	406	83.90
更换内裤时间	每天	74	15.71
	两天	287	60.93
	三天及以上	110	23.35
晒放内裤地点	室内亮处或凉台	54	11.46
	室内阴暗处	37	7.86
	在凉台阳光下充分暴晒	380	80.68

（四）男女性育龄群众生殖健康知信行状况 Bootstrap 中介效应结果

1. 女性育龄群众生殖健康服务效果 Bootstrap 中介效应结果

女性调查对象生殖健康服务效果调查问卷回归结果显示：定义 Y（因变量）=对采用避孕方法的满意程度，X（自变量）=对该避孕方法的了解程度，按照 Zhao 等（2010）提出的中介分析程序，参照 Preacher 和 Hayes（2008）提出的多个并列的中介变量检验方法，进行 Bootstrap 中介变量检验，样本量选择5000，设置95%的置信区间，M1（中介变量1）= 文化程度、M2（中介变量2）= 采取的避孕方法是否介绍过的中介检验结果分别为（LLCI=0.042，ULCI=0.257）和（LLCI=−0.189，ULCI=−0.011）。详见表4-23。

表 4-23　女性育龄群众生殖健康服务效果回归表

变量	coeff	se	t	p	LLCI	ULCI
constant	3.358	0.295	11.387	0.000	2.778	3.937
中介变量						
文化程度	0.149	0.055	2.730	0.007	0.042	0.257
采取的避孕方法是否介绍过	−0.100	0.045	−2.200	0.028	−0.189	−0.011
自变量						
对避孕方法了解程度	0.306	0.040	7.676	0.000	0.228	0.385
控制变量						
年龄	0.002	0.003	0.491	0.623	−0.005	0.008
采取这种避孕措施一年内是否得到过随访	−0.162	0.076	−2.124	0.034	−0.312	−0.012
是否参加过生殖道感染服务	−0.191	0.046	−4.138	0.000	−0.281	−0.100

女性育龄群众生殖健康服务效果中介效应结果显示：经 Bootstrap 中介效应检验得 M1（中介变量1）= 文化程度、M2（中介变量2）= 采取的避孕方法是否介绍过的最终中介检验结果分别为（LLCI=0.001，ULCI=0.027）和（LLCI=0.003，ULCI=0.038）。详见表4-24。

按照 Zhao 等（2010）提出的中介分析程序，参照 Preacher 和 Hayes（2008）提出的多个并列的中介变量检验方法，进行 Bootstrap 中介变量检验，样本量选择5000，设置95%的置信区间。中介检验的结果的确没有包含0，分别为（LLCI=0.042，ULCI=0.257）和（LLCI=−0.189，ULCI=−0.011）。表明"文化程度"和"采取的避孕方法是否介绍过"的中介效应均显著，中介效应大小分别0.0094、

0.0167。因此，"文化程度"和"采取的避孕方法是否介绍过"在对"避孕方法满意程度"的影响中发挥了中介作用，均为中介变量。

此外，数据结果还表明两个中介变量共同发挥的中介作用显著（0.2279，0.3848），作用大小为0.3064；在两个中介路径中"文化程度"（LLCI=0.042，ULCI=0.257）、"采取的避孕方法是否介绍过"（LLCI=−0.189，ULCI=−0.011）均发挥了显著的正向中介作用，中介作用大小依次为0.0094、0.0062。为了更好地区分各中介路径相对大小，对两个中介路径作用的大小进行了对比，数据结果显示，"文化程度"的中介作用显著高于"采取的避孕方法是否介绍过"（0.149，−0.100）的中介作用。

表4-24 女性育龄群众生殖健康服务效果中介效应表

变量	Effect	BootSE	BootLLCI	BootULCI
TOTAL	0.026	0.011	0.008	0.054
文化程度	0.009	0.006	0.001	0.027
采取的避孕方法是否介绍过	0.017	0.009	0.003	0.038

2. 女性育龄群众生殖健康服务需求 Bootstrap 中介效应结果

女性调查对象生殖健康服务需求回归结果显示：定义 Y（因变量）= 是否有过避孕失败，X（自变量）= 怀孕前后得到过哪些服务，按照 Zhao 等（2010）提出的中介分析程序，参照 Preacher 和 Hayes（2008）提出的多个并列的中介变量检验方法，进行 Bootstrap 中介变量检验，样本量选择5000，设置95% 的置信区间，M（中介变量）= 年龄的中介检验结果为（LLCI=−0.1867，ULCI=0.2231），详见表4-25。

表4-25 女性育龄群众生殖健康服务需求回归表

变量	coeff	se	Z	p	LLCI	ULCI
constant	−2.892	1.060	−2.728	0.006	−4.969	−0.814
中介变量						

续表

变量	coeff	se	Z	p	LLCI	ULCI
年龄	-0.002	0.013	-0.181	0.856	-0.027	0.022
自变量						
怀孕前后得到过哪些服务	0.917	0.395	2.321	0.020	0.143	1.692
控制变量						
已经很好了，没有什么要求	0.842	0.424	1.985	0.047	0.011	1.673
预防妇女生殖道感染的知识和服务	0.902	0.302	2.983	0.003	0.309	1.494
通过人口计划生育部门提供的资料、录像等，知道了我国人口的基本状况	-0.690	0.290	-2.380	0.017	-1.257	-0.122
计划生育服务人员介绍过避孕节育的科学知识和各种方法	1.060	0.310	3.417	0.001	0.452	1.668
做了避孕节育手术后，计划生育部门的同志曾经随访过	-0.755	0.265	-2.845	0.004	-1.275	-0.235
知道生殖道感染的各种知识	-0.996	0.386	-2.579	0.010	-1.752	-0.239

　　女性调查对象生殖健康服务需求中介效应结果显示：经 Bootstrap 中介效应检验得，M（中介变量）= 年龄的最终中介检验结果分别为（LLCI=-0.1867，ULCI=0.2231），详见表4-26。

　　按照 Zhao 等（2010）提出的中介分析程序，参照 Preacher 和 Hayes（2008）提出的多个并列的中介变量检验方法，进行 Bootstrap 中介变量检验，样本量选择5000，设置95%的置信区间，中介检验的结果包含0，为（LLCI=-0.1867，ULCI=0.2231）。表明"年龄"的中介效应不显著。因此，"年龄"在对"是否有过避孕失败"的影响中没有发挥中介作用，非中介变量。

表 4-26　女性育龄群众生殖健康服务需求中介效应表

变量	Effect	Boot SE	BootLLCI	BootULCI
年龄	0.0183	0.102	-0.1867	0.2231

3. 男性育龄群众生殖健康服务效果 Bootstrap 中介效应结果

男性调查对象生殖健康服务效果回归结果显示：定义 Y（因变量）= 对采用避孕方法的满意程度，X（自变量）= 对采用避孕方法的了解程度，按照 Zhao 等（2010）提出的中介分析程序，参照 Preacher 和 Hayes（2008）提出的多个并列的中介变量检验方法，进行 Bootstrap 中介变量检验，样本量选择5000，设置95% 的置信区间，M1（中介变量1）= 文化程度、M2（中介变量2）= 年龄的中介检验结果分别为（LLCI=0.140，ULCI=0.389）和（LLCI=−0.003，ULCI=0.012），详见表4−27。

表 4−27　男性育龄群众生殖健康服务效果回归表

变量	coeff	se	t	p	LLCI	ULCI
constant	1.272	0.322	3.955	0.000	0.639	1.904
中介变量						
文化程度	0.265	0.063	4.178	0.000	0.140	0.389
年龄	0.005	0.004	1.261	0.208	−0.003	0.012
自变量						
避孕方法的了解程度	0.444	0.048	9.257	0.000	0.349	0.538
控制变量						
加强锻炼、保持健壮体魄	0.060	0.097	0.615	0.539	−0.132	0.251
养成良好的生活习惯，不酗酒、少吸烟、远离毒品、避免过频的桑拿和热水浴	−0.150	0.086	−1.747	0.082	−0.318	0.019
注意饮食、避免肥胖和高血脂	−0.161	0.085	−1.886	0.060	−0.329	0.007
计划生育生殖保健是女方单方面的事，与我无关	0.168	0.115	1.461	0.145	−0.058	0.394
关心女方和自己的生殖健康	−0.007	0.082	−0.083	0.934	−0.168	0.154
与女方共同选择避孕方法	0.219	0.107	2.052	0.041	0.009	0.428

男性调查对象生殖健康服务效果中介效应结果显示：经 Bootstrap 中介效应

检验得 M1（中介变量1）= 文化程度、M2（中介变量2）= 年龄的最终中介检验结果分别为（LLCI=0.001，ULCI=0.055）和（LLCI=−0.005，ULCI=0.017），详见表4-28。

按照 Zhao 等（2010）提出的中介分析程序，参照 Preacher 和 Hayes（2008）提出的多个并列的中介变量检验方法，进行 Bootstrap 中介变量检验，样本量选择5000，设置95% 的置信区间。"文化程度"中介检验的结果的确没有包含 0（LLCI=0.140，ULCI=0.389），表明"文化程度"中介效应显著，中介效应大小为0.0213，为正向中介效应。因此，"文化程度"在对"避孕方法的满意程度"的影响中发挥了中介作用，为中介变量。此外，控制了中介变量"文化程度"之后，自变量"年龄"对因变量"避孕方法的满意程度"的影响不显著，区间（LLCI=−0.003，ULCI=0.012），包含0。因此"文化程度"在"避孕方法的满意程度"中发挥了中介作用，且是唯一的中介变量。

表 4-28　男性育龄群众生殖健康服务效果中介效应表

变量	Effect	Boot SE	BootLLCI	BootULCI
TOTAL	0.022	0.014	0.001	0.056
文化程度	0.021	0.014	0.001	0.055
年龄	0.001	0.005	−0.005	0.017

4. 男性育龄群众生殖健康服务需求 Bootstrap 中介效应结果

男性育龄群众生殖健康服务需求回归结果显示：定义 Y（因变量）= 男性在生殖健康中起着举足轻重的作用，X（自变量）= 是否有过避孕失败，按照 Zhao 等（2010）提出的中介分析程序，参照 Preacher 和 Hayes（2008）提出的多个并列的中介变量检验方法，进行 Bootstrap 中介变量检验，样本量选择5000，设置95% 的置信区间，M（中介变量）= 年龄的中介检验结果为（LLCI=−0.002，ULCI=0.048），详见表4-29。

表 4-29　男性育龄群众生殖健康服务调查需求回归表

变量	coeff	se	Z	p	LLCI	ULCI
constant	−3.134	0.880	−3.563	0.000	−4.858	−1.410
中介变量						
年龄	0.023	0.013	1.780	0.075	−0.002	0.048
自变量						
是否有过避孕失败	0.411	0.462	0.889	0.374	−0.495	1.316
控制变量						
生殖健康方面获得的服务已经很好了没有什么需求	0.746	0.374	1.996	0.046	0.014	1.478
有关人口和计划生育的法律法规知识	0.890	0.467	1.904	0.057	−0.026	1.806
计划生育技术服务基本项目的免费政策	0.790	0.397	1.988	0.047	0.011	1.568
政府对计划生育困难户进行补助	1.125	0.423	2.659	0.008	0.296	1.954
政府帮助独生子女父母解决养老后顾之忧的政策	−0.297	0.382	−0.777	0.437	−1.047	0.453
各种避孕节育方法特点	−0.909	0.557	−1.631	0.103	−2.002	0.183
避孕节育手术的随访服务	−0.835	0.470	−1.775	0.076	−1.756	0.087
预防婴儿出生缺陷的基本知识	0.123	0.480	0.257	0.797	−0.816	1.063
预防妇女生殖道感染的服务	−0.003	0.482	−0.007	0.994	−0.948	0.942
预防艾滋病基本知识	0.371	0.445	0.834	0.404	−0.501	1.243
通过人口计划生育部门提供的资料、录像等，知道了我国人口的基本状况	1.176	0.370	3.182	0.002	0.452	1.901
计划生育的政策法规	0.070	0.359	0.195	0.845	−0.634	0.774
避孕节育知识和方法，以及适应症	1.279	0.394	3.243	0.001	0.506	2.052

续表

变量	coeff	se	Z	p	LLCI	ULCI
夫妻在选择具体避孕节育方法时得到过医务人员的具体指导	0.549	0.384	1.428	0.153	−0.204	1.302
夫妻在做避孕节育手术后,计划生育部门的同志曾经进行随访	0.211	0.392	0.540	0.589	−0.556	0.979

男性调查对象生殖健康服务需求中介效应结果显示:经 Bootstrap 中介效应检验得,M(中介变量)= 年龄的最终中介检验结果分别为(LLCI=−0.0453,ULCI=0.0935),详见表4-30。

按照 Zhao 等(2010)提出的中介分析程序,参照 Preacher 和 Hayes(2008)提出的多个并列的中介变量检验方法,进行 Bootstrap 中介变量检验,样本量选择5000,设置95%的置信区间,中介检验的结果包含0,为(LLCI=−0.0453,ULCI=0.0935)。表明"年龄"的中介效应不显著。因此,"年龄"在对"男性在生殖健康方面扮演的角色"的影响中没有发挥中介作用,是非中介变量。

表 4-30　男性育龄群众生殖健康服务需求中介效应表

变量	Effect	Boot SE	BootLLCI	BootULCI
TOTAL	0.022	0.014	0.001	0.056
年龄	0.0021	0.0301	−0.0453	0.0935

三、讨论

(一)宁夏已婚育龄人群生殖健康知信行现状分析

1.宁夏已婚育龄人群避孕节育状况分析

研究表明,避孕节育是中国生育率降低的首要原因(58%)。避孕方式的选择作为生殖健康保健行为的重要因素,亦属于个体的理性选择。

本调查显示,宁夏已婚男女在避孕措施的选择上,IUD 为首选(63.00%~66.45%),

其次为结扎绝育术（13.40%～22.08%），再次为避孕药（5.73%～10.20%）和皮埋（3.80%～4.46%），而避孕套为末位选择（0.00%～3.60%）。可以看出 IUD 和结扎绝育术两种方法的总使用率达到了76%～89%，而其他避孕方法仅占11%～24%。

IUD 和结扎绝育术为位列本调查前两位的避孕措施，与1988年报道全国2‰人口生育节育抽样调查结果一致。但与之不同的是，本次调查结果显示 IUD 的选择比例明显高于该报道（43.27%），而结扎绝育术的选择比例则明显低于该报道（43.9%）。

原因分析如下：首先是年代不同，该报道是1988年的，而本次调查于2013年进行，时隔25年；其次是人群不同，该报道针对的是全国范围的包括城市和农村在内的育龄女性，而本次调查主要针对宁夏已婚女性；再次是计划生育避孕节育政策导向发生变化，由于时代的变迁，2000年以来计划生育优质服务政策和方式进行了改变，计划生育服务更加人性化。

此外，有报道显示城市和农村女性在避孕措施的选择上存在差异，城市女性选择 IUD 和结扎绝育术等长效避孕措施的比例低于农村女性，选择避孕套等短效避孕措施的比例高于农村女性。本研究结果也提示，农村女性更倾向于选择长效、传统的避孕节育措施，而避孕药、避孕套以及皮埋等措施，由于国家推行和起步的时间相对较晚，且受限于避孕技术宣传等的制约，在农村仍然缺乏广泛使用短效避孕措施的社会环境，因此并不为农村女性所选择。由此可以看出，农村地区避孕措施选择较为单一，存在单元化的弊端。

实际上，各种避孕方法都有其优缺点和各自特定的适宜人群，如 IUD 和结扎避孕主要适宜于婚后多年已有子女且没有生育要求的女性；避孕药和避孕套主要适宜于初婚没有子女或者虽有子女但仍有生育愿望的女性。而如果女性对 IUD 不适宜（如出现金属过敏或异常子宫出血等），也可以考虑使用避孕药或避孕套避孕。此外，某些特殊情况还可以考虑使用紧急避孕药避孕。因此，本研究认为，避孕措施的多元化选择才更加符合地区的避孕需求的实际情况。

本研究对夫妻选择避孕方式的主要决定权进行了调查，结果显示男性更倾向于让妻子独立选择避孕措施，女性则更倾向于与丈夫共同选择避孕措施，有统计学意义（p<0.001）。提示宁夏群众避孕措施选择方式不科学，没有体现出男

性在生殖健康方面所必须承担的责任和义务，男性仍然处于生殖健康旁观者的地位。

此外，本调查结果显示女性对避孕措施原理的掌握程度明显高于男性，两者相比有极显著性差异（ $p<0.001$ ）。这再次验证了上述观点——男性对于生殖健康等事关夫妻和睦、家庭和谐的关键事件仍然处于事不关己高高挂起的漠视状态，没有意识到自己所承担的在生殖健康方面的重要责任。

2. 宁夏已婚育龄人群生殖健康知识状况分析

本次调查显示，男性调查对象对生殖健康知识的掌握程度明显高于女性，如在回答性病的传播方式时两者有显著性差异（ $p<0.05$ ），而在回答预防艾滋病的方法时两者有极显著性差异（ $p<0.001$ ），分析与男性是性生活的主动方和发起者，对于性知识的掌握更为关注也更加准确有关。

但本次调查也显示，有1.5%的男性和5.5%的女性对性病的传播方式一无所知，有5.20%的男性和18.30%的女性不知道预防艾滋病的方法。提示在宁夏，性病和艾滋病预防知识的宣传普及工作仍然任重道远。

这一点从以下男性生殖健康知识的调查结果也可窥见一斑。在回答男性生殖健康的内涵是什么时，选择"是可以自由决定何时生育"的仅占49.30%；在回答男性在生殖健康方面扮演的角色是什么时，选择"从生理上，男性是性启动者，其后果有妊娠、生育、非意愿妊娠"的占62.70%；在回答如何拥有满意的性生活时，选择"有正常的性功能和性技巧"的占61.80%；在回答如何保持生殖健康时，选择"养成良好的生活习惯，不酗酒、少吸烟、远离毒品"的占72.60%；在回答如何参与计划生育生殖保健时，回答"关心女方和自己的生殖健康"的占56.60%，而选择"计划生育生殖保健是女方单方面的事，与我无关的"则达19.00%。提示，宁夏部分男性的生殖健康认知和理念仍处于落后的状态，需要有关方面进行有针对性的干预。

此外，本研究对于调查对象对生殖健康知识的供需状况也进行了调查。在提供者方面，男女性调查对象已经获得了我国人口基本状况知识、政策法规知识以及避孕节育知识的占比较高。在需求者方面，调查者在回答迫切需要知道的生殖健康知识时，位列男性调查者前三位的分别为政府帮助独生子女父母解决养老后顾之忧的政策、计划生育技术服务基本项目免费政策、政府对计划生育困难户进行补助的政策；位列女性调查者前三位的分别为人口和计划生育的法律法规知识、预防妇女生殖道感染的知识和服务、政府对计划生育困难户进行补助的政策。可以看出，位列男女性调查对象前三位迫切需要知道的6个生殖健康知识中，有5个均与政策法规有关。提示男女性调查对象均倾向于了解和掌握生殖健康相关政策法规方面的知识。

综上所述，在对生殖健康知识供需方提供和需求的知识结构来看，虽然提供者已经对生殖健康政策法规知识进行了一定的宣传，但宣传后所达到的实际效果与群众的现实需求间仍然存在一定的差异。

3. 生殖健康优质服务状况及效果

（1）男女性调查对象避孕药具获得方式

本次调查显示，男女性调查对象获得避孕药具的主要途径位列前三位的均为计划生育服务机构、村委会、妇幼保健中心。提示这三个机构，尤其是计划生育基层服务网络在群众的避孕药具发放方面发挥了重要的作用。

（2）生殖健康优质服务状况及效果

本次调查显示，女性调查对象在采取避孕方法前技术人员详细介绍过避孕方法优缺点的明显高于没有介绍过的；使用该方法前在知情同意书上签字的明显高于未签字的；采用该方法后得到过随访的明显高于未得到随访的；采取避孕措施后有不适但及时处理的明显高于未及时处理的。

但我们还应该看到，仍有8.07%的女性调查对象在使用避孕方法前技术人员没有详细介绍过使用避孕方法的优缺点；有15.07%的女性在使用避孕方法前没有进行避孕药具知情选择；有21.87%的女性调查对象未得到过随访；有3.18%的女性调查对象使用避孕节育方法后出现了不适，但未得到及时的处理。虽然比例不高，但也提示了宁夏生殖健康服务工作质量还有进一步提升的空间。

此外，本次调查显示，女性调查对象每天更换内裤的比例最低，仅占15.71%；有7.86%的女性习惯在室内暗处晒放内裤。提示宁夏地区女性的生殖保健意识有待提高。因为女性的外生殖器的解剖学特点决定了尿道外口、阴道和肛门彼此相邻，尿液、经血、阴道分泌物以及粪便等容易彼此混杂，若不注意外阴卫生，容易造成逆行性感染，引起外阴、阴道甚至宫颈、子宫和盆腔的炎症。文献表明会阴不适的发生与会阴部的清洁习惯相关，习惯越好，发生不适的机会越少。宁夏女性生殖保健行为有待干预和改善。

（二）宁夏育龄人群生殖健康服务影响因素分析

1. 女性育龄人群生殖健康服务效果 Bootstrap 中介效应分析

本调查定义 Y（因变量）= 对采用避孕方法的满意程度，X（自变量）= 对采用避孕方法的了解程度，进行 Bootstrap 中介效应回归分析。结果显示，"文化程度"和"采取的避孕方法是否介绍过"对于女性"采用避孕方法的满意程度"具有正向中介效应，且前者中介效应高于后者。

上述包含了中介变量"文化程度"的模型分析结果表明：一方面，文化程度对采用避孕方法的满意程度有直接正效应，即文化程度较高的女性，对选择避孕方法的满意度往往会高一点，而文化程度较低的女性，对选择避孕方法的满意度往往会低一点；另一方面，文化程度通过对避孕方法的了解程度对避孕方法的满意程度有间接正效应，即文化程度较高的女性对避孕方法原理的了解程度较高，而了解程度较高，对所选择的避孕方法更喜欢。

上述包含了中介变量"采取避孕方法是否介绍过"的模型分析结果表明：一方面，"采取避孕方法是否介绍过"对采用避孕方法的满意程度有直接正效应，即对避孕方法在使用前了解过的女性，对选择避孕方法的满意度往往会高一点，而对避孕方法在使用前未了解过的女性，对选择避孕方法的满意度往往会低一点。另一方面，"采取的避孕方法是否介绍过"通过对避孕方法的了解程度对避孕方法的满意程度有间接正效应，即对采取的避孕方法了解过的女性对避孕方法原理的了解程度较高，而了解程度较高，对所选择的避孕方法就更喜欢。

2. 男性育龄人群生殖健康服务效果 Bootstrap 中介效应分析

本次调查定义 Y（因变量）= 对采用避孕方法的满意程度，X（自变量）= 对采用避孕方法的了解程度，进行 Bootstrap 中介效应回归分析。结果显示，"文化程度"在男性"避孕方法的满意程度"中发挥了正向中介作用，且是唯一的中介变量。

上述包含了中介变量"文化程度"的模型分析结果表明：一方面，文化程度对采用避孕方法的满意程度有直接正效应，即文化程度较高的男性，对选择避孕方法的满意度往往会高一点；而文化程度较低的男性，对选择避孕方法的满意度往往会低一点；另一方面，文化程度通过对避孕方法的了解程度对避孕方法的满意程度有间接正效应，即文化程度较高的男性对避孕方法原理的了解程度较高，而了解程度较高，对所选择的避孕方法就更喜欢。

综上所述，男女性调查对象生殖健康服务效果 Bootstrap 中介效应结果提示，文化程度对于宁夏群众所选择避孕药具的满意程度的影响显著。文化程度较高，则对事物的理解性较好，更容易理解避孕方法的使用机理，在选择避孕药具时更为理智和科学。同时，提示在使用避孕药具前由技术人员对服务对象进行避孕措施机理和使用方法的详细介绍，对于提高个体使用该方法的满意程度也具有一定的现实意义。

四、小结

本节通过对宁夏男女性育龄群众进行生殖健康服务需求的现状调查，显示 IUD 和结扎绝育术两种方法的总使用率为76%~89%，而其他避孕方法的使用率仅占11%~24%。提示群众所选择的避孕措施种类较为单一，存在过度单一化的弊端。男性并未充分履行自己在生殖健康方面所必须承担的责任和义务，仍然处于生殖健康旁观者的地位。宁夏部分群众的生殖健康认知和理念仍处于落后的状态。从生殖健康知识供需两方面来看，虽然提供者已经对生殖健康知识进行了一定的宣传，但宣传后所达到的实际效果与群众的现实需求间仍存差异。提升个体文化程度以及在使用避孕药具前进行避孕措施机理和使用方法的详细介绍，对于提高避孕措施的满意程度具有一定现实意义。因此，建议生殖健康技术服务部门在进行避孕指导时，要根据个体的生育需求、身体状况等进行综合判断，为群众选择最适合的避孕措施，使当地的避孕措施更加多样化。同时要重视避孕方法的知情选择，提升群众对避孕方法的满意度。大力倡导男性对生殖健康的认同度，提高男性在生殖健康方面的参与度。此外，还要对生殖健康知识宣传效果进行评估，有针对性地对某些短板或盲点知识进行普及。

第五章　宁夏人群生殖健康干预策略研究

计划生育到生殖健康概念的拓展，不仅是内容上的扩充，更应是计划生育工作意义的更新和角度的转换，以及对生殖健康理念的深度诠释。而对生命全周期的生殖健康服务及其可及性应成为关注的焦点。人口生殖健康是一项系统工程，需通盘考虑，才能措施完备，防患于未然。

一、加强宣传教育，倡导男性婴幼儿科学辅食喂养

本研究发现，宁夏男性婴幼儿在正式断乳后（1岁左右），辅食的补充不够均衡和不科学——对身长增加有利的成分不足，对体重增加有利的成分过剩。建议政府及相关部门要加强宁夏地区男性婴幼儿营养补充的宣传教育，针对性制定0~3岁婴幼儿的饮食营养方案，指导家长进行科学喂养，从而整体均衡地提高男性婴幼儿的营养水平。

二、加强孕前、孕期妇女科学饮食营养

本研究发现，胎儿宫内发育过程中存在的全程性或阶段性的营养不良，是导致宁夏男性婴幼儿发生外生殖器官出生缺陷的主要危险性因素。胎儿的营养与孕妇在孕前和孕期的饮食营养状况密切相关。建议政府加强孕前期和孕期（待孕妇和孕妇）的饮食营养宣传，适时进行营养状况监测，全面提高其饮食营养水平。

三、重视青少年饮食营养均衡，减少青春期发育时相的异常

本研究显示，青春期发育时相异常在宁夏男女性青少年中均占有一定的比例（尤以男性青少年明显），主要影响因素为体重、握力和肺活量等体质机能指标。建议政府及教育部门制定相应政策，重视男女性青少年的体质机能锻炼，尤其要增加可以提高青少年肌肉力量以及肺功能的体育锻炼方式。同时，要重视青少年的饮食营养搭配，在一日三餐中适当添加有利于青春期生长发育的高质量的蛋白质和肉类，对三餐的种类也要与成人有所区分。

四、加强宣传教育，倡导建立健康的生活方式

本研究显示，较大的生活压力和某些不科学的生活方式是宁夏育龄群众发生外生殖健康疾患的主要危险因素。建议政府及有关部门进行生活方式的科学引导，提升群众的精神文化质量，促进建立文明健康的生活方式。要注重对群众的人文关怀，指导群众摒弃抽烟、酗酒等不良嗜好，营造丰富多彩的休闲方式。

五、采取必要措施，提升成年群体生殖健康认知水平

本研究显示，宁夏部分群众的生殖健康认知和理念仍处于落后的状态，且低学历是宁夏男女性育龄群众罹患外生殖器官疾患的危险因素。与学历高者相比，学历低者无论在生殖健康的认知度、参与度以及在生殖健康理念的可接受度等方面均显示了一定的差距。因此在成年群体的学历程度已经固化、可提升空间不大的现实状态下，建议相关部门在进行生殖健康知识宣传时，将小学文化水平者纳入重点干预对象，同时尽量以丰富多彩、喜闻乐见、通俗易懂的方式进行宣传，从而达到事半功倍的宣传效果。

六、鼓励男性参与生殖健康重大事件的决策

本次调查显示，男性在避孕方法的主要决定权方面责任心不强、依赖性较大，更倾向于让女方单独抉择，且认为"生殖健康是女性单方面的事，与自己无关者"不占少数。提示宁夏部分育龄男性并未充分履行自己在生殖健康方面所必须承担的责任和义务，仍处于生殖健康旁观者的地位。建议政府及相关部门在进行生殖健康宣传时，重点强化男性是生殖健康的主要参与者这一理念，促进男性参与生殖健康重大事件的决策，提升男性对生殖健康的自我认同度。

七、建立完善的生殖健康服务体系，加强服务细节管理

本调查显示，宁夏育龄群众所选择的避孕措施种类较为单一，存在过度单一化的弊端；且"使用避孕药具前由技术人员对服务对象进行避孕措施机理和使用方法的详细介绍"，对于提高女性使用该方法的满意程度具有中介效应；而文化程度的差异也会影响群众对所使用避孕方法的满意程度。建议生殖健康技术服务部门在进行避孕节育指导时，一要加强服务的细节管理，根据个体的生育需求、身体状况等进行综合判断，为群众选择最适合的避孕措施，使避孕方法的抉择达到最优化；二要以人为本，根据群众的不同文化层次和接受能力，采取更加人性化的方式为群众提供优质的生殖健康服务；三要重视避孕方法的知情选择，提升群众对避孕方法的认同度和满意度。此外，从生殖健康知识供需方来看，虽然知识提供方已经对生殖健康知识进行了必要的宣传，但宣传后所达到的实际效果与群众的现实需求之间尚存差异。建议要对生殖健康服务效果进行评估，重点进行短板或盲点知识的普及。

八、探索制定宁夏生殖健康重点干预路径

所谓"临床路径"是指医疗健康机构的一组多学科专业人员共同制定的、针对某一特定的疾病或手术的、标准化的照顾计划，是卫生部门针对某一疾病建立的一套标准化诊疗模式与诊疗程序，是有关临床诊疗的综合模式。在此，我们平移该概念及名称，将其运用于生殖健康研究领域，并对其进行标准定义——"生殖健康重点事件干预路径"，是指政府相关部门的多学科专业人员共同制定的，针对某一特定人群在该年龄段所面临的生殖健康领域的重点事件的、标准化和程序化的干预计划。

生殖健康重点事件干预路径的制定针对不同年龄阶段人群的生殖健康重点事件，事先预设出按顺序的、时间的、切合实际的生殖健康干预规划。由于为多部门合作，且由于针对人群明确，并预先设计出详细的干预重点、干预安排和干预计划，故可尽可能地规避目前生殖健康干预服务中所表现出的一阵风性、盲目性、间断而非连续性以及对某个特定人群干预的重复性和对另外一个人群干预的忽略性。统筹规划，缩短生殖健康干预的周期，从而最大限度地提高政府公共卫生服务效能，减少人力资源浪费，使针对不同人群的生殖健康干预达到最有效、最适宜、最佳状态。生殖健康重点干预路径的实施，将有利于"治未病"目标的实现。因其是配合最大限度提高公共卫生服务效能应运而生，故而是提升公共卫生服务能力、提高服务质量的科学管理模式。

以目前生殖健康干预盲点人群男女性青少年为例，可以按照各年龄段人群可能会出现的生殖健康重点事件，分门别类地制订干预计划，然后甄选出干预的最佳部门，邀请心理学、教育学、妇科学、男科学、公共卫生学以及生殖健康学的专家设计出最佳的干预模式和方法并实施。本研究在此只是抛砖引玉，更确切、更科学的群体生殖健康干预路径的建立需要进行更深入的研究和更系统的论证。详见图5-1。

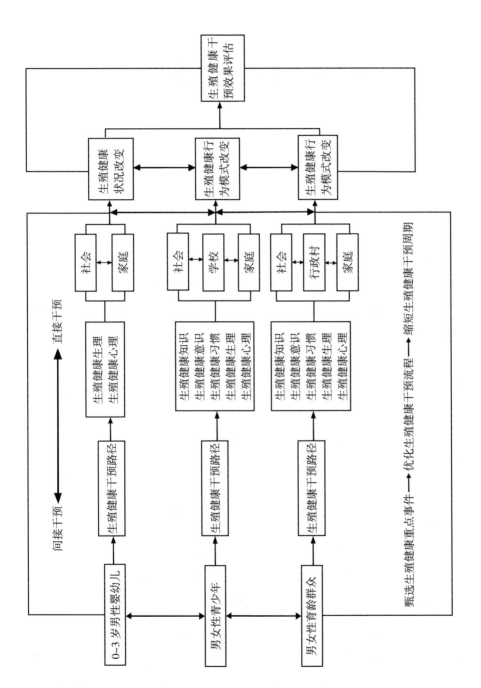

图5-1 宁夏群众生殖健康干预路径示意图

第六章　结论与创新点

第一节　研究结论

人口生殖健康是一项系统工程，需要对人口成长的全过程实施监控、提供服务。本书从人口出生开始，分别研究了宁夏0~3岁男性婴幼儿、男女性青少年、成年育龄男女的生殖健康状况以及成年育龄男女的生殖健康 KAP 等方面的问题，现将研究中的主要发现梳理如下。

第一，宁夏男性婴幼儿出生后至12月龄前，生长发育与国家标准相当，但13月龄至36月龄间，身长明显低于国家标准，体重则高于国家标准，呈现矮胖体态。

第二，宁夏青少年体格生长发育呈现"长期生长趋势"，但近年来有减慢态势；第二性征发育也呈现出"长期生长趋势"，但属于晚迟一族。青春期发育时相异常在男女性中都占有一定的比例。影响青少年青春期发育和进程的主要影响因素为体质体能、心理因素等。

第三，宁夏男性育龄群众一般生殖器官疾患的发病率（精索静脉曲张、包皮过长）在国内属于较低水平，但性传播疾病梅毒的发病率在全国属于较高水平，主要影响因素为文化程度、心理因素、生活习惯等。宁夏女性 RTI 的发病率在国内属于一般水平，主要影响因素为年龄、文化程度、心理因素等。

第四，宁夏已婚育龄男女所选择的避孕措施种类较为单一，IUD 和结扎绝育术两种方法的总使用率为76%~89%，而其他避孕方法的使用率仅占11%~24%。

第五，宁夏部分已婚育龄男性并未充分履行自己在生殖健康方面所必须承担的责任和义务，仍然处于生殖健康旁观者的地位。宁夏部分群众的生殖健康认知和理念仍处于落后的状态。从生殖健康知识供需两方面来看，虽然提供者已经对生殖健康知识进行了一定的宣传，但宣传后所达到的实际效果与群众的现实需求间仍存在差异。文化程度以及在使用避孕方法前对该方法原理、机理的详细介绍，对于育龄群众所使用避孕方法的满意程度具有中介效应。

第二节　本研究的创新点

一、按照生命周期发展规律对宁夏人群进行生殖健康状况调查及分析

按照生命成长的三个阶段——婴幼儿期、青春期、育龄期（也可以理解为性发育的三个时期——性静止期、性发育期、性活跃期）为时间纵轴，进行宁夏人群覆盖生命周期的生殖健康状况调查和影响因素研究，探讨宁夏人群在不同生理阶段所表现的生殖生理状态以及相关影响因素，为群体的生殖健康状态研究开辟了一条新思路。

二、针对生殖健康服务盲点人群展开调查

本研究充分利用有限的资源，针对生殖健康服务的薄弱环节，对生殖健康服务盲点人群进行了生殖健康状况调查和相关影响因素分析，调查的针对性和目的性均较强。

三、从生殖健康服务需求方和供给方两个不同角度进行研究

生殖健康服务的需求和供给是双方面的，要想提高人群生殖健康的整体水平，需要供求双方的共同努力。本研究从生殖健康服务的供给方和需求方两个不同的角度进行调查，了解了生殖健康供给方的服务效果和服务短板，也了解了生殖健康需求方的被服务愿望，从而较为全面地对宁夏人群的生殖健康总体

状况进行评价和判断。

第三节　本研究的不足和局限性

受到各种调查条件所限，本研究进行的是横断面研究，由于缺乏同一地区的系统的历史比对资料（尤其是各个群体的生殖生理检测数据），因此以时间轴进行历史数据比较时，历史数据显得单薄和不足。此外，有些研究数据是通过回顾性调查所得，存在一定的回忆偏倚。调查问卷在最初设计时，限于当时认识的不足，可能的相关影响因素考虑得不够全面，结论也不够充分。

此外，本研究试图从生殖健康的角度，全面分析宁夏群众真实的生殖健康状况，但某些调查点存在缺憾，如男性青少年的调查起始年龄定位为10岁，10岁之前青少年的青春期发育状况我们无从知晓；缺乏对老年男女生殖健康状况的了解；对青少年群体进行了身体机能的检测，而对成年群体未进行同样的检测，使基础数据缺乏连贯性；在进行育龄期群众的相关研究时，选择的对象均为参加宁夏孕前优生健康检查的目标人群，由于调查对象所具有的特定的妊娠诉求，使得孕产史的统计率低于实际的发生率等，这些都有待于在未来的研究工作中加以改进。

参考文献

[1] 张波. 青少年生殖健康状况及社会工作介入研究 [D]. 重庆：重庆工商大学，
    2016.

[2] 裴泓波. 计划生育生殖健康权利的促进及其对计划生育优质服务质量的影响
    研究 [D]. 上海：复旦大学，2012.

[3] 许洁霜. 中国青少年生殖健康相关政策的过程及实施可行性的案例研究 [D].
    上海：复旦大学，2015.

[4] Clayton P E, Gill M S, Hall C M. Plasma Leptin through child-hood and
    adolescence[J], Clin Endocrinol, 1997, 46：727- 733.

[5] 吴艳乔，代礼，王艳萍，等. 中国儿童尿道下裂发生率的变化趋势 [J]. 四川
    大学学报，2005，36（2）：274-276.

[6] Baskin L S. Hypospadias and urethral development [J].Urol,2000,163(3)：
    951-956.

[7] 孔祥斌，董治龙，王志平. 尿道下裂相关基因研究进展 [J]. 中华男科学杂志，
    2014，20（11）：1043-1046.

[8] 袁泉，崔冬，陈淑丽. 小儿尿道下裂与染色体异常的关系探讨 [J]. 中国优生
    与遗传杂志，2011，19（8）：87-89.

[9] Garcia A M, Fletcher T, Benavides F G, et al.Parental agricul-ture
    work and selected congenital malformations[J].Am J Epi-demiol, 1999,
    149：64-74.

[10] 朱遵伟，孟栋良，崔苏萍.尿道下裂发生的危险因素研究[J].南昌大学学报：医学版，2010，50（11）：16-18.

[11] Whyatt R M, Garte S J, Cosma G, et al. CYP1A1 messenger RNA level in placental tissue as a biomarker of environmental exposure[J].Cancer Epidemiol Biomarkers Prev, 1995, 4：147-153.

[12] Kurahashi N, Sata F, Kasai S, et al. Maternal genetic poly-morphisms in CYP1A1, GSTM1 and GSTT1 and the risk of hypospadias[J].Molecular Human Reproduction, 2005, 11（2）：93-98.

[13] 王金平，王滨有.隐睾发生的危险因素研究[J].中华流行病学杂志，2002，23（3）190：193.

[14] Paulozzi L J. International trends in rates of hypospadias and cryptorchidism. Environ Health Perspect, 1999, 107：297-302.

[15] Gracia J, Sanchez Z J, Sanchez G J, et al. Clinical, physical, sperm and hormonal data in 251 adults operated on for cryptorchidism in childhood. BJU Int, 2000, 85：1100-1103.

[16] 胡继宏，赵燚，刘兰.宁夏回族自治区0~1岁婴儿出生缺陷发生率普查情况分析[J].中国计划生育学杂志，2010，18（2）：92 -94.

[17] 田果，包玉欣，成果.儿童青少年青春期发育影响因素研究进展[J].卫生研究，2015，44（6）：1009-1012.

[18] BOYNTON-JARRETT R, WRIGHT R J, PUTNAM F W, et al. Childhood abuse and age at menarche [J]. J Adolescent Health, 2013, 52（2）：241-247.

[19] FRIED P A, JAMES D S, WATKINSON B. Growth and pubertal milestones during adolescence in offspring prenatally exposed to cigarettes and marihuana [J]. Neurotoxicol Teratol, 2001, 23（5）：431-436.

[20] 张天成.少数民族儿童青少年生长长期变化趋势分析[J].中国公共卫生，2010，26（10）：1217-1219.

[21] 刘光河，张敬军，郭铭花.山东省出生缺陷流行病学调查研究[J].中国优生与遗传杂志，2015，23（11）：89-91.

[22] 张迎修.中国27省市汉族儿童青少年近十年身高的发育趋势[J].现代预防医学，2000，27（1）：51-53.

[23] 李丽霞.正常儿童青春期性发育规律调查及分析[D].青岛：青岛大学，2016.

[24] 马爱平.北京市儿童青少年生长发育水平[D].北京：北京体育大学，2012.

[25] 季成叶，胡佩瑾，何忠虎.中国儿童青少年生长长期趋势及其公共卫生意义[J].北京大学学报：医学版，2007，39（2）：126- 131.

[26] PRENTICE P, VINER R. Pubertal timing and adult obesity and cardiometabolic risk in women and men：a systematic review and meta-analysis [J]. Int J Obes, 2013, 37（8）：1036-1043.

[27] 周贤伟，王宁，张树成.1980—2013年我国青少年首次遗精年龄变化的系统分析[J].中华临床医师杂志（电子版），2016，21：3228-3233.

[28] VAN DEN BE R G S M, SETIAWAN A, BA R TELSM, et al. Individual differences in puberty onset in girls: Bayesian estimation of heritabilities and geneticcor relations [J]. Behav Genet, 2006, 36（2）：261-270.

[29] 田果，包玉欣，成果.儿童青少年青春期发育影响因素研究进展 [J]. 卫生研究，2015，44（6）：1009-1012.

[30] LUMBROSO S, PARIS F, SULTAN C.Activating Gsα mutations：analysis of 113 patients with s 了 ns o fMc Cune-Albright Syndrome：a European collaborative study [J].J Clin Endocrinol Metab,2004,89（5）：2107-2113.

[31] BLANCK H M, MA R CUS M, TOLBERT P E, et al. Age at menarche and tanner stage in girls exposed in utero and postnatally to polybrominated biphenyl [J]. Epidemiology, 2000, 11（6）：641-647.

[32]DEN HOND E, DHOOGE W, BRUCKERS L, et al. Internal exposure to pollutants and sexual maturationin Flemish adolescents [J] .J Expo Sci Environ Epidemiol, 2011, 21（3）: 224-233.

[33] GUNTHER A L, KA R AOLIS-DANCKE R T N, K R OKE A, et al. Dietary protein intake through out childhood is associated with the timing of puberty [J]. J Nutr, 2010, 140（3）: 565-571.

[34] CHENG G, REMER T, PRINZ-LANGENOHL R, et al. Relation of isoflavones and fiber intake in childhood to the timing of puberty [J]. Am J ClinNutr, 2010, 92（3）: 556-564.

[35]雷小敏，宋玲.月经初潮年龄及相关因素分析 [J]. 中国妇幼保健，2009，24（28）: 3936-3939.

[36]孙莹.中国儿童青春发动时相评定标准的建立及应用研究 [D].合肥：安徽医科大学，2013.

[37] Conley C S, Rudolph K D, Bryant F B. Explaining the longitudinal association between puberty and depression: sex differences in the mediating effects of peer stress.Dev Psychopathol. 2012, 24（2）: 691-701.

[38]ROGERSIS, NORTHSTONE K, DUNGER D B, et al. Diet throughout childhood and age at menarche in a contemporary cohort of British girls [J]. Public Health Nutr, 2010, 13（12）: 2052-2063.

[39]胡虞志摘译.日本城市高中女生月经初潮年龄的研究 [J].国外医学（卫生学分册），1981，1（5）: 307.

[40]周葆光.月经初潮发生的季节性分布规律初探[J].重庆师范学院学报，1986，1（3）: 140-146.

[41] 郑连斌.内蒙古8个群体女生月经初潮的月分布 [J]. 人类学学报，1996，15（1）: 74-78.

[42]桂秀芝. 2612名8~20岁女生第二性征发育调查 [J]. 广西预防医学，1997，3（4）: 222-223.

[43] 龚瑞龙，吕凸，韩庆荣，等.育龄男性生殖系统疾患与行为因素相关性分析 [J].中华疾病控制杂志，2015，19（8）：824-826.

[44]《精索静脉曲张诊断与治疗中国专家共识》编写组中华医学会男科学分会.精索静脉曲张诊断与治疗中国专家共识 [J].中华男科学杂志，2015，21（11）：1035-1042.

[45] 那彦群，郭震华.实用泌尿外科学 [M].北京：人民卫生出版社，2009.

[46] 陈云斌.精索静脉曲张程度与激素水平的相关性研究 [D].广西医科大学，2013.

[47] 艾庆燕，赵豫凤，杨加周，等.精索静脉曲张致男性不育机制研究进展 [J]，中国全科医学，2011，14（8）：2813-2815.

[48] 刘应清.精索静脉曲张的病理学及相关发病机制研究 [D].合肥：安徽医科大，2009.

[49] Cayan S, Acar D, Ulger S, et al. Adolescent varicocele repair：long-term results and comparison of surgical techniques according to optical magnification use in 100 cases at a single university hospital[J]. J Urol, 2005, 174（5）：2003-2007.

[50] Ficarra V. Is chronic prostatic inflammation a new target in the medical therapy of lower urinary tract symptoms（LUTS）due to benign prostate hyperplasia（BPH）[J].BJU Int, 2013, 112（4）：421-422.

[51] 赵雪.单纯包皮过长与包茎对成年男性阴茎发育影响的比较研究 [D].苏州：苏州大学，2014.

[52] 戴晶晶.男青少年外生殖器发育疾患现状与生理保健认知行为需求调查 [D].上海：复旦大学，2011.

[53] Monsour M A, Rabinovitch H H, Dean G E. Medical management of phimosis in children：our experience with topical steroids[J]. J Urol, 1999, 162：1162-1164.

[54] Serwadda D, Wawer M J, Makumbi F, et al. Circumcision of HIV-infected men : effects on high-risk human papillomavirus infections in a randomized trial in Rakai[J]. Uganda. J Infect Dis, 2010, 201（10）: 1463-1469.

[55] 唐勇, 李养群, 周传德. 矫正包皮过长的新观念. 中华整形外科杂志[J]. 2008, 24（4）: 294-296.

[56] 尹宁, 杨珍, 陈学俊. 包皮过长与配偶生殖道炎症的关系[J]. 中国男科学杂志, 2005, 19（2）65.

[57] Viscidi R P, Shah K V. Adult male circumcision : will it reduce disease caused by human papillomavirus ? [J]. Infect Dis, 2010, 201（10）: 1447-1449.

[58] Morris B J, Waskett J H, Banerjee J, et al. A 'snip' in time : what is the best age to circumcise ? [J]. BMC Pediatr, 2012, 12 : 20.

[59] 董志强. 波形蛋白在不同年龄和形态包皮中的表达规律[D]. 太原: 山西医科大学, 2015.

[60] 徐浩翔, 王宝玺. 波形蛋白与疾病关系的研究进展[J]. 基础医学与临床, 2009, 29（10）: 1117-1120.

[61] 郭艳, 张秀劼, 张琬悦. 云南省性病疫情影响因素调查分析[J]. 皮肤病与性病, 2016, 38（6）: 428-431.

[62] 李明星, 徐茹萍. 宁夏同心县 2008—2011年梅毒流行病学分析[J]. 华南预防医学, 2012, 38（6）: 69-70.

[63] 唐杰. 我国未婚流动女性生殖健康现状、影响因素及社区干预探索研究[D]. 武汉: 华中科技大学, 2012.

[64] 张玲. 太原市坝陵桥社区已婚育龄妇女 RTI 相关因素分析及服务对策研究[D]. 太原: 山西医科大学, 2011.

[65] 李晓宁, 周舒冬, 叶小华, 等. 已婚育龄妇女人工流产现状分析[J]. 中国公共卫生, 2014, 30（1）: 112-114.

[66] 黄春惠，李活兴，钟丽明 . 东风社区人工流产的流行病学特征及影响因素研究 [J]. 黑龙江医学，2017，41（1）：79-80.

[67] 杨敏，成守珍 . 中华妇产科护理"三基"训练手册 [M]. 济南：山东科学技术出版社，2006.

[68] 许洁霜 . 中国青少年生殖健康相关政策的过程及实施可行性的案例研究 [D]. 上海：复旦大学，2008.

[69] 韩菊梅，林清霞，温玫玫，等 . 大学生性与生殖健康 KAP 现状及教育干预研究 [J]. 保健医学研究与实践，2010，7（2）：69-71.

[70] 查文婷，胡平成，孙振球 . 未婚人工流产女性生殖健康知识、态度、行为及影响因素研究 [J]. 中国计划生育学杂志，2010，18（6）：348-351.

[71] 周钰，宋世琴，刘荟岩 . 高中学生生殖健康 KAP 及需求调查分析 [J]. 中国妇幼保健，2005，20：102-104.

[72] 邱红燕，刘兰，李宏宇，等 . 宁夏地区本科生紧急避孕 KAP 分析 [J]. 中国学校卫生，2014，35（1）：31-33.

[73] 张树成，贺斌，王弘毅 . 有关环境与男性精液质量变化的几个问题——我国男性精液质量下降的最新数据 [J]. 中国计划生育学杂志，2003，11（3）：189.

[74] Swan S H, Brazil Cetal. Geographic differences in semen quality of fertile U.S. males[J]. Environ Health Perspect, 2003, 111（4）：414-420.

[75] Visser A P, Van Bilsen P. Effeetiveness of sex edueation Provided to Adolescents[J]. Patient Educe, 2004, 23（3）：147-160.

[76] Giwecman A. Evidence for increasing incidence of abnormalities of the human testis：a review[J]. Environ Health Persspect, 1993, 101（2）：65.

[77] Maconochie N, Doyle P, Davies G, et al. The study of reproductive outcome and the health of offspring of UK veterans of the Gulf war：methods and description of the study population[J]. BMC Public Health, 2003, 3（4）：45.

[78] 贾广虹 . 英国应对青少年性与生殖健康问题的经验与启示 [J]. 人口与计划
生育，2008，3（6）：42-43.

[79] 杨光，吴云涛，阮晓兰，等 . 糖尿病、高血压人群心脑血管事件的发生情况
及影响因素 [J]. 中华高血压杂志，2014，22（12）：1132-1138.

[80] 卫生部妇幼保健与社区卫生司 . 中国儿童生长标准与生长曲线 [M]. 上海：
第二军医大学出版社，2009.

[81] 高韦 .Poisson 回归在辅助生殖与自然受孕新生儿出生缺陷中的应用 [D]. 杭
州：浙江大学，2010.

[82] 国家卫生计生委能力建设和继续教育中心 . 生殖健康咨询师实务手册 [M].
北京：华龄出版社，2016.

[83] 甄志平，毛振明 .《国家学生体质健康标准》指标体系结构与嬗变研究 [J].
西安体育学院学报，2008，25（2）：1-9.

[84] 蒋竞雄，王惠珊，武蕴梅，等 . 婴幼儿喂养方式与肥胖 [J]. 中国妇幼卫生
杂志，2010，1（2）：85-88.

[85] 吴艳乔，王艳萍 . 国人尿道下裂的流行病学特征 [J]. 中华泌尿外科杂志，
1997，18（12）：753-757.

[86] 刘剑 . 儿童先天性尿道下裂影响因素及生存质量 [D]. 衡阳市：南华大学，
2015.

[87] 柯松，蒋学武 . 国际尿道下裂分型标准进展 [J]. 当代医学，2013，19（16）：
10-12.

[88] 靳蕾，洪世欣，叶荣伟 . 中国部分地区胎婴儿尿道下裂的相关因素分析 [J].
中国生育健康杂志，2009，20（1）：16-19.

[89] Pierik F H, Burdorf A, Deddens J A, et al.Risk factors for hypospadias[J].
EurJPediatr, 2007, 166（7）：671-678.

[90] Carbone P, Giordano F, Nori F, et al. The possible role of endocrine
disrupting chemicals in the aetiology of cryptorchidism and
hypospadias：a population-based case-control study in rural Sicily[J].
IntJAndrol, 2007, 30（1）：3-13.

[91] Pierik F H, Burdorf A, Deddens J A, et al.Maternal and paternal risk factors for cryptor chidism and hypospadias：acase-control study In new born boys[J]. Environ Health Perspect, 2004, 112（15）：1570-1576.

[92] Fujimoto T, Suwa T, KabeKetal. Placental in sufficiency in early gestation isassociated with hypospadias[J].JPediatrSurg, 2008, 43（2）：358-361.

[93] kre O, Boyd H A, Ahgren M, et al. Maternal and Gestational risk factors for Hypospadias[J].Environ Health Perspect, 2008, 116（8）：1071-1076.

[94] 王海水，王红.隐睾的病因及危险因素研究进展[J].实用儿科临床杂志，2006, 21（23）：1666-1668.

[95] Fisher J S. Environmental anti-androgens and male reproductive health：Focus on phthalates and testicular dysgenesis syndrome[J].Reproduction, 2004, 127（1）：305- 315.

[96] Kendall M. Multivaritate Analysis[M]. Griffin, 1975.

[97] 付连国，马军，石丽文，等.宁夏地区回汉族儿童青少年形态发育特点对比分析[c].中华预防医学会儿少卫生分会第九届学术交流会暨中国教育学会体育与卫生分会第一届学校卫生学术交流会暨中国健康促进与教育协会学校分会第三届学术交流会论文集，2011：26-33.

[98] 刘戈力，叶大勋，杨青岩.正常青少年青春期性征发育调查[J]. 天津医科大学学报，1999, 5（11）：8-11.

[99] 刘淑兰，胡淑琴.宁夏回汉族青少年性发育状况调查[J].中国学校卫生，1999, 20（4）：293.

[100] 庄欠刚，赵文耀，刘辉.沂蒙山区健康青少年青春期性发育状况调查[J].中国实用儿科杂志，2001, 16（30）：154-156.

[101] 高宇，张树成，贺斌，等.我国男性首次遗精年龄影响因素的文献分析[J].中国计划生育学杂志，2009, 17（11）：653-658.

[102]中华医学会儿科学分会内分泌遗传代谢学组青春期发育调查研究协作组.
中国九大城市男孩睾丸发育、阴毛发育和首次遗精年龄调查[J].中华儿科
杂志，2010，48（6）：418-424.

[103]檀大羡，莫毅，谢丹尼，等.广西农村地区男性青少年第二性征发育和遗
精年龄的调查分析[J].中国临床新医学，2012，5（6）：486-488.

[104]侯冬青，李辉，孙淑英，等.北京市儿童青少年女性青春期性征发育流行
病学研究[J].中国循证儿科杂志，2006，1（4）：264-268.

[105]朱惠娟，邓洁英，史轶蘩，等.大庆市健康青少年女性青春期性发育调查
[J].中华医学杂志，2005，85（15）：1045-1048.

[106]王珍，娄晓民，王文科，等.郑州市女童青春期性征发育流行病学特征分
析[J].中国学校卫生，2011，32（8）：963-965.

[107]苏杨.宁夏R&D投入与GDP增长关系实证分析[J].中国集体经济，2015：
22-23.

[108]段亚景，王宁华.握力测量的研究进展[J].中国康复理论与实践，2009，
15（10）：948-951.

[109]郝英，林坚，李红辉，等.青春期发育影响因素多元回归分析[J].北京医
学，2004，26（6）：382-385.

[110]王巧玲，易东平，曹泽亮，等.有氧运动对普通大学生肺活量干预影响的
元分析[J].西南师范大学学报：自然科学版，2011，36（3）：79-83.

[111]梁朝朝，王克孝，施浩强.合肥地区5172名男性青少年外生殖器疾病的流
行病学调查[J].1997，77（1）：15-17.

[112]殷毓琪，范连伟，安永寿.酒泉市4834名男性学生外生殖器发育与相关疾
病流行病学调查研究[J].中国初级卫生保健，2012，26（9）：74-76.

[113]雷小敏，宋玲.月经初潮年龄及相关因素分析[J].中国妇幼保健，2009，
24（28）：3936-3939.

[114]刘昭璐.中国成年人群不同肥胖指标的变化趋势及对高血压的影响因素研
究[D].山东大学，2016.

[115]吕慧贤，吕慧玲，戚越.阴道清洁度分级与阴道生态环境的相关性［J］.中国实用医药，2015（19）：41-42.

[116]那彦群，郭震华.实用泌尿外科学［M］.北京：人民卫生出版社，2009.

[117]陈云斌.精索静脉曲张程度与激素水平的相关性研究［D].南宁：广西医科大学，2013.

[118]陈庆福，杨叔禹，闫冰，等.素食者与普食者骨密度及骨质疏松症发病情况的对比分析［J］.吉林大学学报：医学版，2010，36（4）：794-796.

[119]胡冰雪，曲波，刘洁，等.中国1990—2011年梅毒流行特征分析与趋势预测［J］.现代预防医学，2014，41（6）：961-963.

[120]陶长余，章士军，陈郁.2005—2014年我国梅毒发病率趋势分析及预测[J].职业与健康，2015，31（21）：3026-3027.

[121]林宏达，叶兴东，任泽舫.广州市梅毒感染相关因素分析［J］.热带医学杂志，2016，16（3）：309-312.

[122]马红霞，黄杰.宁夏地区1991—2001年出入境人员梅毒感染者流行病学分析［J］.旅行医学科学，2003，9（4）：19-20.

[123]何春燕，陶芳标.心血管疾病生命早期的危险因素：来自Bogalusa心脏研究［J］.中国学校卫生，2006，27（11）：1009-1012.

[124]刘静.北京市低收入女性生殖健康影响因素分析[D].长春：吉林大学，2015.

[125]张博林.上海市中小学生青春期性发动时相与母亲孕期被动吸烟和孕产期危险因素的关联性研究［D].上海：复旦大学，2014.

[126]陈瑞，郑毓煌，刘文静.中介效应分析：原理、程序、方法及其应用[J].营销科学学报，2015，9（4）：120-135.

[127]王存同.中国已婚育龄人群避孕措施选择的偏好与影响因素分析[J].人口与发展，2009，15（1）：48-59.

[128]张蕾.长春市某高校女大学生卫生习惯与生殖健康状况的调查[D].长春：吉林大学，2013.

[129] 胡述宝.构建当代农民健康文明科学的生活方式 [J]. 中共郑州市委党校学报，2011，2：107-109.

[130] 王伟.临床路径管理评价指标体系的研究及应用 [D].重庆：第三军医大学，2006.

附 件

调查问卷一

宁夏3岁内男性婴幼儿生殖健康相关调查

问卷编码□□□□

乡村医生签字

姓名			年龄			儿子出生情况							儿子目前情况					智力发育		尿道下裂	单侧隐睾	双侧隐睾	小睾丸	小阴茎	两性畸形	性器官外观疾病、畸形	其他异常，请详述	其他
母亲	父亲	儿子	母亲	父亲	儿子	足月	早产	剖宫	体重（kg）	身长（cm）	头围（cm）	发育评分	健康	体弱	慢性病	体重（kg）	身长（cm）	正常	异常									
1																												
2																												
3																												
4																												
5																												

续表

姓名			年龄			儿子出生情况							儿子目前情况					智力发育		尿道下裂	单侧隐睾	双侧隐睾	小睾丸	小阴茎	两性畸形	其他异常，请详述	
母亲	父亲	儿子	母亲	父亲	儿子	足月	早产	剖宫	体重(kg)	身长(cm)	头围(cm)	发育评分	健康	体弱	慢性病	体重(kg)	身长(cm)	正常	异常							性器官外观疾病、畸形	其他
6																											
7																											
8																											
9																											
10																											
11																											
12																											
13																											

调查人群确定：出生56天新生儿~3（6）岁男性儿童为目标人群。

调查问卷二

中国男性生殖健康生理数据的调查——遗精年龄调查记录表

本项调查是国家科学战略发展基础数据的组成部分，请务必如实完整填写（每空）。谢谢。

1. 出生日期（年、月）

2. 年龄（岁）

3. 民族

①□汉族　②□满族　③□回族

④□朝鲜族　⑤□其他

4. 年级

5. 父亲的民族

①□汉族　②□满族　③□回族

④□朝鲜族　⑤□其他

6. 母亲的民族

①□汉族　②□满族　③□回族

④□朝鲜族　⑤□其他

7. 身高（cm）

8. 体重（kg）

若本人尚未遗精（请打√）——以下表格项目不用填写。

注意：以下的年龄为法律年龄＝实际周岁（请根据当地习惯的虚岁，来换算出周岁年龄）

9. 首次遗精年龄（自己第一次的遗精年龄，若记不清，请仔细推测）为几年前。

10. 首次遗精的季节为：（请选择打√）①□春　②□夏　③□秋　④□冬

11. 青春期开始发育年龄（开始长阴毛、睾丸开始长大、阴茎开始发育）

调查问卷三

中国青少年儿童生殖健康生理数据的调查外生殖器调查表

一、基本情况

1. 出生年月

2. 年龄

3. 民族

①□汉族　②□满族　③□回族

④□朝鲜族　⑤□其他：族

4. 受教育程度

①□从未就过学　②□小学　③□初中　④□高中

⑤□大专　⑥□本科　⑦□研究生及以上

5. 居住地址

①□城镇　②□乡村　③□结合部

6. 在本地居住年限年

7. 身高（cm）

8. 体重（kg）

9. 本人对自己目前生活状态的总体评价

①□很好　②□良好　③□较好　④□一般

⑤□不很好　⑥□较差　⑦□不方便回答

10. 本人健康状态

①□健康　②□慢性病　③□手术　④□外伤

11. 本人对自己性格的自我评价性格

①□内向　②□中性　③□外向

12. 本人对自己的身体素质自我评价

①□优秀　②□良好　③□一般　④□稍差

⑤体弱多病

13. 家族健康史

①□均健康　②□慢性病　③□泌尿生殖病　④□手术史　⑤□外伤史

14. 泌尿生殖史手术史

①□无　②□有（请详述）

15. 泌尿生殖用药史

①□6个月内无　②□有（请详述，特别是甾体类激素）

③□长期使用

16. 家中现有子女几名

17. 按顺序你是第几个子女

二、直系亲属基本情况

18. 父亲年龄（岁）

19. 父亲身高（cm）

20. 父亲体重（kg）

21. 母亲年龄（岁）

22. 母亲身高（cm）

23. 母亲体重（kg）

三、本人皮肤颜色基本评价

24. 脸

①□白　②□略白　③□黄　④□略黑

⑤□较黑　⑥□黑（为与非洲人的肤色相同）

25. 身体

①□白　②□略白　③□黄　④□略黑

⑤□较黑　⑥□黑（为与非洲人的肤色相同）

四、包皮

26. 包皮

①□包茎　②□包皮口狭窄　③□包皮过长　④□露口

⑤□露头少　⑥□露头多　⑦□露头全　⑧□露过头

27. 包皮超过尿道外口长度（cm）

28. 包皮与龟头粘连

①□有　②□无

29. 包皮肤色

①□白　②□略白　③□黄　④□略黑

⑤□较黑　⑥□黑（为与非洲人的肤色相同）

30. 包皮肤色比较（包皮色素沉着与身体肤色的比较）

①□基本一样　②□略黑　③□黑

五、阴茎

31. 长度（cm）

32. 冠状沟后1cm处周径（cm）

33. 阴茎根部周径（cm）

34. 阴茎牵长（cm）

35. 勃起长度（cm）

六、睾丸

36. 右侧容积（ml）

37. 左侧容积（ml）

38. 质地和弹性（1~4）

①□正常　②□稍软（硬度如鼻头）　③□稍硬（硬度如额头）

④□较硬（硬度如骨性）

七、附睾

39. 左侧头部

①□正常　②□饱满　③□瘀肿　④□稍硬

⑤□较硬　⑥□结节　⑦□触痛

40. 左侧体部

①□正常　②□饱满　③□瘀肿　④□稍硬

⑤□较硬　⑥□结节　⑦□触痛

41. 左侧尾部

①□正常　②□饱满　③□瘀肿　④□稍硬

⑤□较硬　⑥□结节　⑦□触痛

42. 右侧头部

①□正常　②□饱满　③□瘀肿　④□稍硬

⑤□较硬　⑥□结节　⑦□触痛

43. 右侧体部

①□正常　②□饱满　③□瘀肿　④□稍硬

⑤□较硬　⑥□结节　⑦□触痛

44. 右侧尾部

①□正常　②□饱满　③□瘀肿　④□稍硬

⑤□较硬　⑥□结节　⑦□触痛

八、阴囊

45. 阴囊分级（阴囊比睾丸大）

①□≤1/2　②□≤1倍　③□大1倍　④□大2倍　⑤□大3倍

46. 阴囊肤色

①□白　②□略白　③□黄　④□略黑

⑤□较黑　⑥□黑（为与非洲人的肤色相同）

47. 阴囊肤色比较（阴囊色素沉着比较身体肤色）

①□基本一样　②□略黑　③□黑较多

48. 阴囊上毛发

①□无　②□有

49. 阴囊上毛发数量

①□数根　②□10余根　③□20余根

④□30余根　⑤□≥40余根

九、男性外生殖器官发育国际 Gardner 分级标准

50. 分期评价（分为以下5期）

①□1级：青春期前。睾丸、阴囊和阴茎的大小与儿童早期相似。

②□2级：阴囊和睾丸稍有增大，阴囊皮肤变红并有纹理的改变。在这一时期阴茎不变或少许增大。

③□3级：阴茎稍增大，首先主要是长度。睾丸和阴囊比2级增大。

④□4级：阴茎进一步从宽度增大（开始变粗）并发育成龟头。睾丸和阴囊比3级更发育。阴囊皮肤比早期阶段加深（开始变得更黑褐色）。

⑤□5级：生殖器的大小和形状如成人。随后不再生长，只有阴茎少许成长。

十、精索

51. 左侧精索

①□正常　②□增粗　③□稍细　④□纤细

⑤□静脉曲张　⑥□触痛

52. 左精索静脉曲张

①□正常　②□1级＝轻度（增加腹压时可定性）

③□2＝中度（手查时可定性）　④□3级＝重度（直接观察即可定性）

53. 左精索触痛

①□0＝无　②□1＝极轻　③□2＝轻微

④□3＝明显　⑤□4＝较痛或很痛

54. 右侧精索

①□正常　②□增粗　③□稍细

④□纤细　⑤□静脉曲张　⑥□触痛

55. 右精索静脉曲张

①□正常　②□1级＝轻度（增加腹压时可定性）

③□2＝中度（手查时可定性）　④□3级＝重度（直接观察即可定性）

56. 右精索触痛

①□0＝无　②□1＝极轻　③□2＝轻微

④□3＝明显　⑤□4＝较痛或很痛

十一、腹股沟淋巴结

57. 左侧

①□无　②□有

58. 左侧若有数目（个）

59. 左侧若有大小

①□大米样　②□绿豆样　③□黄豆样

④□花生样　⑤□≥花生样

60. 左侧若有大小，触痛

①□0＝无　②□1＝极轻　③□2＝轻微

④□3＝明显　⑤□4＝较痛或很痛

十二、阴毛

61. 阴毛

①□无　②□有

62. 阴毛性质和质地

①□软　②□短　③□细　④□直　⑤□硬　⑥□长　⑦□粗

⑧□卷曲　⑨□浓密　⑩□黄　⑪□黑黄　⑫□黑　⑬□浓黑

63. 阴毛分布区域

①□阴茎根部　②□耻骨区下部　③□耻骨区中间　④□耻骨区上部

⑤□达到耻骨联合上缘　⑥□超过耻骨区　⑦□达到肚脐下缘

⑧□达到肚脐　⑨□超过肚脐上　⑩□

64. 数量

①□少许　②□较多

65. 若少许，请具体描述

①□ 1= 数根　②□ 2=10余根　③□ 3=20余根

④□4= 阴茎根部宽度1/2　⑤□5≥阴茎宽度1/2

⑥□6= 达到阴茎宽度

66. 若较多，请描述：超过阴茎，在阴茎两侧旁开（最大值）＿＿＿＿cm

67. 扩散区域

①□耻骨联合骨性区以上　②□肚脐周围　③□大腿内侧

④□髂部　⑤□肛周

68. 形状

①□倒三角形　②□顶部形成一水平线　③□大的菱形

69. 本课题采用的阴毛分期标准：分期评价（1）~（8），根据国人特点，暂将男性阴毛分为8期

①□无

②□较短、细直，大部分为黄色，少许，阴茎根部及耻骨区下部

③□黑，变粗并卷曲，但稀疏，较多，耻骨区中间，一簇生长

④□粗，开始变密，覆盖区仍较窄，多，耻骨区上部，开始呈小倒三角形

⑤□覆盖区变宽，浓密，扩散至耻骨联合上缘，充满整个骨性区域，呈倒三角形

⑥□覆盖区变宽，浓密，扩散超过耻骨联合上缘向髂部，形成典型的倒三角形，顶部成一水平，大腿内侧延伸

⑦□覆盖区较宽，浓密，扩散至上下腹部较多，在下腹部、髂部、大腿内侧及肛门四周扩散

⑧□覆盖区较宽，浓密，在下腹部、大腿内侧部位分布形成大的菱形

70. 男性阴毛发育国际Tanner's分期标准；分期评价分为以下5期

①□青春期前，无阴毛，体毛的生长与其他一般身体部位相同。

②□青春期开始，在引颈根部及耻骨区出现少许软、短、细、直或稍弯曲的阴毛。

③□阴毛变黑、变多、变粗并卷曲，并扩散至阴区的中间部。

④□阴毛粗而密，向耻骨联合上缘延伸，但覆盖区仍较窄，可分布呈倒三角形，但未扩及腿部。

⑤□阴毛向髋部、大腿内侧及肛门四周扩展，分布形成典型的倒三角形，顶部形成一水平线；扩及腹部，分布呈菱形。

十三、体毛、腋毛及胡须

71. 腋毛性质

①□1= 毳毛　②□2= 细黄　③□3= 粗黄　④□4= 细黑　⑤□5= 粗黑

72. 腋毛量

①□1= 无　②□2= 稀少　③□3= 一般　④□4= 浓密　⑤□5= 很好

73. 胡须性质

①□1= 毳毛　②□2= 细黄　③□3= 粗黄　④□4= 细黑　⑤□5= 粗黑

74. 胡须量

①□1= 无　②□2= 稀少　③□3= 一般　④□4= 浓密　⑤□5= 很好

十四、喉结

①□无　②□有：一般　③□有：明显

十五、首次遗精年龄回顾性调查

75. ①□本人不能准确记住　②□本人能较准确记住

76. 青春期开始发育年龄岁

77. 首次遗精年龄

78. 首次遗精季节

①□春　②□夏　③□秋　④□冬

十六、第二性征评价

79.分期评价发育分为以下5期

①□青春期前，10岁以前，睾丸容积仅有1~3 ml，第二性征不明显。

②□青春期开始，10~11岁左右，睾丸和阴囊肿大；

③□12~13岁左右，阴茎增长，变粗；阴毛由少到多，变黑、变粗、卷曲。

④□14~15岁左右，阴茎和阴囊进一步增大，阴囊颜色加深，阴茎头充分发育，阴毛呈菱形或盾形分布。

⑤□16~17岁左右，外生殖器形状和大小近似成年人，接近性成熟。

十七、其他特殊情况：若有，请详述

填表日期： 年 月 日   填表人：   复核人：

调查问卷四

青少年女性体检记录表
（请选择：划 o 或打√）

省市： 户籍：1= 城镇 2= 农村 居住地：1= 城镇
2= 农村 编号：

一、基本情况

出生日期：年月

民族：

就读年级：高中年级 / 初中年级 / 小学年级

对自己生活（学习）状态总体评价：

1= 很好 2= 较好 3= 一般 4= 不很好 5= 较差 6= 差 7= 不方便回答

本人健康状态：1= 健康 2= 有慢性病史，具体为

性格自我评价：1= 内向 2= 外向 3= 中性

身体素质：1= 优秀 / 强壮 2= 良好 3= 一般 4= 稍差 / 体弱
　　　　　5= 体弱多病

家中兄弟姐妹：____名哥哥；____名姐姐；____名弟弟；____名妹妹；他们分别____岁。

以上本人填写，以下本人不要填写！

二、测试

身高（cm）_____ ；体重（kg）_____ ；脉搏（次 / 分）_____ ；血压（mmHg）_____ ；骨盆（cm）_____ ；胸围—腰围—臀围（cm）_____ ；上臂围（cm）_____ ；皮质厚度：上臂部（cm）_____ ；肩胛部（cm）_____ ；

腰部（cm）_____。

坐高（cm）_____；坐位体前屈测试仪_____；闭眼单腿站立时间

秒_____；肺活量_____；电子握力计_____；

袋子背力计_____；电子反应时测试_____；电子提高_____；人

体反应速度测试仪_____；一分钟仰卧起坐_____；

三、医生问询：发育/体检中特殊情况：

手术史：1=无　2=疝气　3=骨折　4=阑尾炎

外伤史：1=无　2=骨折　3=头破　4=鼻伤

泌尿生殖系统：

手术史：1=无　2=有

外伤史：1=无　2=有

四、皮肤

1=干性　2=中性　3=油性　　4=油腻/溢脂　5=混合性

6=敏感性（出现红肿/刺痒痛/脱皮/脱水现象）

五、痤疮

出现至今年月无=空白 ±=偶见=几个 <5个

	满脸	额头	眉间	颊部	鼻周	颧部	腮部	上唇	下唇	下颌	颈部	胸部	背部	其他部位
白头（√）														
黑头（√）														
丘疹（n）														
炎性（n）														
脓包（n）														
炎性脓包（n）														

<2mm：1=<10个；2=<20；3=<30；4=<40…66= 满 脸 ≥5mm：21=10个；22=<20；23=<30；24=<40… 88= 满 脸 >2mm：11=<10个；12=<20；13=<30；14=<40…77= 满脸混合：31=<10个；32=<20；33=<30；34=<40…99= 满脸

六、Ferriman-Gallwey 体毛 / 毛发分布评分

出现粗黑体毛部位（图示相应处画圈）

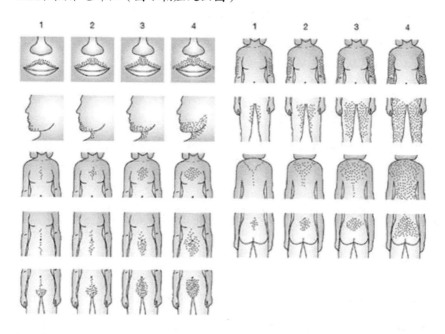

七、体毛

腋毛：性质毛量_____// 小臂：性质毛量 // 小腿：毛量

性质的表示：1= 毳毛　2= 细黄　3= 粗黄　4= 粗黑

毛量的表示：空白 = 无　11= 稀少　12= 一般　13= 较多

14= 很多 = 浓密 = 成人阶段

八、喉结

1= 无　2= 稍微显现（细查，似乎可见）3= 轻度可见（仔细观察，可见）4= 可见　5= 明显可见

九、声音

1=无变化　2=轻度变尖　3=明显变尖　4=高度变尖

十、乳房

1=I期（幼女型，仅乳头突出）；2=II期（乳芽期，乳晕增大着色，乳晕和乳头突起，乳核直径不超过乳晕）

3=III（乳房和乳晕进一步增大，乳房大小超过乳晕，二者界限不清）；4=IV（乳晕突出于乳房之上，与乳房之间有凹陷，形成第二个隆起）

5=V（成熟期，乳头突起，乳晕回缩，乳晕和乳房连续成一个半球形大隆起）

十一、阴毛发育（Tanner's 标准）

1=几根；2=10余；3=20余；4=成簇状；5=最大宽度_____cm；

倒三角形：6=典型；7=非典型

绒毛	软	短	细	直	硬	长	粗	卷曲	浓密	黄	黑黄	黑	浓黑

1=I期（青春期前，无阴毛）；2=II期（阴唇部长出稀疏细长的浅黑色毛，或稍弯曲）；3=III（阴毛变粗而卷曲，毛色加深，扩展至阴阜－耻骨联合部）

4=IV（阴毛分布为倒三角，但分布范围较成人小，未达大腿内侧皮肤）；5=V（阴毛达成人女性的量和分布面积，成为明显以耻骨上为底的倒三角，向下扩展到大腿内侧皮肤）

十二、外阴色泽

1=无变化　2=稍增加（色重）　3=增黑　4=略黑

5=较黑　6=黑/黑褐色（与本人小腹肤色比较）

十三、第二性征分期评价

1期：青春期前，第二性征不明显（多见于9岁以前）；2期：青春期开始，

乳头开始发育（多见于9~10岁）

3期：乳房开始发育，出现阴毛（多见于10~12岁）；4期：乳晕色素沉着，乳房饱满隆起（多见于12~13岁）

5期：月经初潮，出现腋毛，阴毛增加（多见于13~14岁）；6期：月经逐渐规律，乳房阴毛腋毛继续发育至成人型（多见于15~18岁）

十四、月经初潮

年龄为：岁发生季节：1= 春　2= 夏　3= 春　4= 冬

为年前 1= 小2　2= 小　3= 小4　4= 小5　5= 小6　6= 初一

7= 初2　8= 初3　9= 高1　10= 高2　11= 高3

十五、目前月经（单选）

1= 很规律（在28~30天内定期来）；

2= 基本规律，一般天来一次；

3= 基本规律，但每次提起天；

4基本规律，但每次拖后天；

5= 从第一次初潮后，始终不规律，基本是紊乱的（月经不定期来一次，或两个月来一次）；（选择上述5不填写）你的月经，从第一次初潮后到基本规律，经过了月

十六、发育顺序（发育3期以下者，选项打√填写）

	骨盆	皮脂腺	外阴	外阴色素	毛发/体毛	眉毛	胡须	腋毛	小臂	小腿
无变化					无变化					
开始变化					黑黄					
明显变化					黑					
显著/近成熟					黑褐（浓重）					

续表

	骨盆	皮脂腺	外阴	外阴色素	毛发/体毛	眉毛	胡须	腋毛	小臂	小腿
乳房					脂肪沉积堆积					
无变化					无变化					
开始发育					开始变圆					
发育明显					变圆明显					
显著/丰满/突出					变圆完善/浑厚浑圆					

十七、外阴可见的疑似情况

1= 外阴炎　2= 湿疹　3= 皮癣　4= 严重皮肤病　5= 明显分泌物　6= 疥疮

7= 阴虱　8= 疑似发育迟缓　9= 疑似早熟　10= 疑似遗传性先天性 JB

问卷编码□□□□

调查问卷五

国家免费孕前优生健康检查项目技术服务
家庭档案（节选）

县级服务机构：省县（市、区）

乡级服务机构：省县（市、区）乡（镇）

基础信息

丈夫姓名：

民族：

出生年月：

年龄：

文化程度：

身份证号码□□□□□□□□□□□□□□□□□□

职业：□ 1农民　□ 2工人　□ 3服务业　□ 4经商　□ 5家务

　　　□ 6教师／公务员／职员　□7其他

户口所在地：＿＿＿省市（州）＿＿＿县（市、区）＿＿＿乡（镇）＿＿＿村（居）

户口性质：□ 1农业户口（含界定为农村居民者）　□ 2非农业户口

妻子姓名民族出生年月年龄文化程度

身份证号码□□□□□□□□□□□□□□□□□□

职业：□ 1农民　□ 2工人　□ 3服务业　□ 4经商　□ 5家务

　　　□ 6教师／公务员／职员　□7其他

户口所在地：＿＿＿省市（州）＿＿＿县（市、区）＿＿＿乡（镇）＿＿＿村（居）

户口性质：□ 1农业户口（含界定为农村居民者）　□ 2非农业户口

妻子现住址：＿＿＿省市（州）＿＿＿县（市、区）＿＿＿乡（镇）＿＿＿村（居）

163

邮编：　　结婚时间：　　联系电话：

填写日期：　　年　月　日　　　　　　　医师签名：

免费孕前优生健康检查知情同意书

为了您将来的宝宝更加健康、您的家庭更加幸福，政府为符合生育政策、计划怀孕的农村夫妇免费提供一次孕前优生健康检查。

孕前优生健康检查建议在计划受孕前4~6个月内进行，内容包括优生健康教育、病史询问、体格检查、临床实验室检查、影像学检查、风险评估、咨询指导等服务，主要目的是查找可能导致出生缺陷等不良妊娠结局的风险因素，有助于夫妇了解双方的健康状况，得到较为全面的健康指导，使计划怀孕夫妇在良好的心理、生理状态下受孕，积极预防出生缺陷的发生，帮助夫妇实现生育一个健康宝宝的美好愿望。

孕前优生健康检查针对众多孕前风险因素中较重要或较常见的因素进行检查，各项检查结果反映的是夫妇双方现阶段身体状况。由于怀孕、胎儿生长发育是一个复杂的生理过程，还会存在其他不确定因素，因此尽管此次检查结果正常，或者发现风险因素采取相关预防措施后，仍有生育出生缺陷儿及发生其他不良妊娠结局（自然流产、死胎、死产等）的可能，怀孕后仍需定期接受孕期检查和保健。

如果您愿意参加本次检查，请在知情同意书上签名。您的个人信息将会得到严格保密。

对上述情况，本人完全理解。经认真考虑，本人同意接受免费孕前优生健康检查，并愿意和能够按要求接受随访服务。

夫妇签名：　　丈夫：　　　日期：　　年　月　日

妻子：　　日期：　　年　月　日

服务人员签名：　　日期：　　年　月　日

孕前检查表（妻子）

一般情况

疾病史

是否患有或曾经患过以下疾病（可多选）

□否　　　　　□贫血　　　　　□高血压　　　　□心脏病　　　　□糖尿病

□癫痫　　　　□甲状腺疾病　　□慢性肾炎　　　□肿瘤　　　　　□结核

□乙型肝炎　　□淋病 / 梅毒 / 衣原体感染等　　□精神心理疾患等

是否患有出生缺陷，如先天畸形、遗传病等：
□无　　　　　□有，注明具体病名
是否有以下妇科疾病（可多选）

□否　　　　　□子宫附件炎症　　　　□不孕不育症　　　　□其他

用药史

目前是否服药

□否　　　　□是，药物名称

是否注射过疫苗（可多选）

□否　　　　□风疹疫苗　　　　□乙肝疫苗　　　　□其他

现用避孕措施或目前终止避孕者原避孕措施

□从未采用　□宫内节育器　□皮下埋植剂　□口服避孕药　□避孕套

□外用药　　□自然避孕　　□其他

避孕措施持续使用时间：月　　　目前终止避孕者原避孕措施停用时间年月

孕育史

初潮年龄：　　　　　　末次月经：　　年　月　日

月经周期是否规律：□否　　□是（经期天周期天）

月经量：□多　□中　□少

痛经：□无　□轻　□重

是否曾经怀孕

□无　　　　□有：怀孕次活产次（足月活产＿＿＿次，早产＿＿＿次）

是否有以下不良妊娠结局（可多选）

□无　　　　　□死胎死产次　　　　□自然流产次　　　　□人工流产次

是否分娩过出生缺陷儿（如畸形儿、遗传病、唐氏综合征）

□无　　　　　□是，病种详细情况

现有子女数：＿＿＿人

子女身体状况：□健康　　□疾病，注明具体病名

孕前检查表（妻子）

家族史

夫妻是否近亲结婚

□无　　　　　　　　　□是，请注明何种血缘关系

祖父母／外祖父母、父母两代家族内近亲结婚史

□无　　　　　　　　　□是，请注明何种血缘关系

家族成员是否有人患以下疾病（可多选）

□无　□地中海贫血　□白化病　　　□血友病　□G6PD 缺乏症

□先天性心脏病　　□唐氏综合征　□糖尿病　□先天性智力低下

□听力障碍（10岁以内发生）　　　□视力障碍（10岁以内发生）

□新生儿或婴幼儿死亡　　　　　　□其他出生缺陷

患者与本人关系

饮食营养、生活习惯、环境毒害物接触

是否进食肉、蛋类：□否　□是

是否厌食蔬菜：□否　□是

是否有食用生肉嗜好：□否　□是

是否吸烟：□否　□是（每天支）

是否存在被动吸烟：□否　□偶尔　□经常（平均每天被动吸烟时间：分钟）

是否饮酒：□否　□偶尔　□经常（每天＿＿＿ml）

是否使用可卡因等毒麻药品：□否　□是（请注明名称）

是否口臭：□否　□是

是否牙龈出血：□否　□是

生活或工作环境中是否接触以下因素（可多选）

□否　□放射线　□高温　□噪音　□有机溶剂（如新装修、油漆）

□密切接触猫狗等家畜、宠物　□震动　□重金属（铅、汞等）

□农药　□其他

社会心理因素

是否感到生活／工作压力：□无　□很少　□有一点　□比较大　□很大

与亲友、同事的关系是否紧张：□无　□很少　□有一点　□比较大
　　　　　　　　　　　　　　　□很大

是否感到经济压力：□无　□很少　□有一点　□比较大　□很大

是否做好怀孕准备：□否　□是

其他（请描述）

体格检查

身高（cm）

体重（kg）

体重指数心率（次／分）　血压（mmHg）

□精神状态：0正常　1异常（请描述）

□智力：0正常　1异常（打√）（□常识　□判断　□记忆　□计算）

□五官：0正常　1异常

□特殊体态：0正常　1异常

□特殊面容：0正常　1异常

□皮肤毛发：0正常　1异常

□甲状腺：0正常　1异常

□肺部：0正常　1异常

□心脏节律是否整齐：0是　1否

□心脏杂音：0无　1有

□肝、脾：0未触及　1触及

□四肢脊柱：0正常　1异常

其他（请描述）

检查日期：　　年　　月　　日　　　　　医师签名：

第二性征

□阴毛：0正常　1异常

□乳房：0正常　1异常

妇科检查

□外阴：0未见异常　1异常

□阴道：0未见异常　1异常

□分泌物：0正常　1异常

□宫颈：0光滑　1异常

子宫

□大小：0正常　1大　2小

□活动：0好　1差

□包块：0无　1有

□双侧附件：0未见异常　1异常

检查日期：　　年　　月　　日　　　　　医师签名：

临床检验

白带检查

□线索细胞：0阴性　1阳性　2可疑

□念珠菌感染：0阴性　1阳性　2可疑

□滴虫感染：0阴性　1阳性　2可疑

□清洁度：0Ⅰ　1Ⅱ　2Ⅲ　3Ⅳ

□胺臭味实验：0阴性　1阳性

□pH值：0<4.5　1≥4.5

□淋球菌筛查：0阴性　1阳性　2可疑

□沙眼衣原体筛查：0阴性　1阳性　2可疑

血细胞分析：Hb g/L RBC×1012/L　PLT×109/L

WBC ×109/L N % E % B % L % M %

☐ 尿液常规检查：0未见异常 1异常

血型

☐ ABO：1 A 型 2 B 型 3 AB 型 4O 型

☐ Rh：0 阳性 1 阴性

血糖（mmol/L）

乙肝血清学检查：0阴性 1阳性 2可疑

☐HBs-Ag ☐HBs-Ab ☐HBe-Ag ☐HBe-Ab ☐HBc-Ab

肝肾功能检测：谷丙转氨酶（ALT）U/L 肌酐（Cr）umol/L

孕前检查表（妻子）

甲状腺功能检测促甲状腺激素（TSH）ulU/ml

☐ 风疹病毒 IgG：0阴性 1阳性 2可疑

☐ 梅毒螺旋体筛查：0阴性 1阳性 2可疑

☐ 巨细胞病毒 IgG：0阴性 1阳性 2可疑

☐IgM：0阴性 1阳性 2可疑

☐ 弓形体 IgG：0阴性 1阳性 2可疑

☐IgM：0阴性 1阳性 2可疑

其他（请描述）

检查日期：   年   月   日   医师签名：

妇科 B 超检查

（B 超图像附后）

☐妇科 B 超检查

0= 正常 1=异常 2= 不能确定（选"异常"和"不能确定"请描述）

妇科 B 超检查号

检查日期：　　年　　月　　日　　　　医师签名：

其他检查

（各地自定检查内容）

```
主要结果：



```

孕前检查表（丈夫）

一般情况

疾病史

是否患有或曾经患过以下疾病（可多选）

□否　　　　□贫血　　　　□高血压　　　□心脏病　　□糖尿病

□癫痫　　　□甲状腺疾病　□慢性肾炎　　□肿瘤　　　□结核

□乙型肝炎　□淋病/梅毒/衣原体感染等　□精神心理疾患等

是否患有出生缺陷，如先天畸形、遗传病等

□无　　　　　□有，注明具体病名

是否有以下男科疾病（可多选）

□否　□睾丸炎、附睾炎　□精索静脉曲张　□不育症　□腮腺炎

用药史

目前是否服药

□否　　□是，药物名称

是否注射过疫苗（可多选）

☐否　　☐乙肝疫苗　☐其他

家族史

祖父母／外祖父母、父母两代家族内近亲结婚史

☐无　　　☐是，请注明何种血缘关系

家族成员是否有人患以下疾病（可多选）

☐无　☐地中海贫血　☐白化病　　☐血友病　☐ G6PD 缺乏症

☐先天性心脏病　　☐唐氏综合征　☐糖尿病　☐先天性智力低下

☐听力障碍（10岁以内发生）　　　☐视力障碍（10岁以内发生）

☐新生儿或婴幼儿死亡　　　　　☐其他出生缺陷

患者与本人关系

饮食营养、生活习惯、环境毒害物接触

是否进食肉、蛋类：☐否　　☐是

是否厌食蔬菜：☐否　　☐是

是否有食用生肉嗜好：☐否　　☐是

是否吸烟：☐否　　☐是（每天支）

是否存在被动吸烟：☐否　　☐偶尔　　☐经常（平均每天被动吸烟时间：＿＿＿分钟）

是否饮酒：☐否　　☐偶尔　　☐经常（每天＿＿＿ml）

孕前检查表（丈夫）

是否使用可卡因等毒麻药品：☐否　　☐是（请注明名称）

生活或工作环境中是否接触以下因素（可多选）

☐否　☐放射线　☐高温　☐噪音　☐有机溶剂（如新装修、油漆）

☐密切接触猫狗等家畜、宠物　☐震动　☐重金属（铅、汞等）☐农药

☐其他

社会心理因素

是否感到生活／工作压力：☐无　　☐很少　　☐有一点　　☐比较大　　☐很大

与亲友、同事的关系是否紧张：□无　　□很少　　□有一点　　□比较大
□很大

是否感到经济压力：□无　　□很少　　□有一点　　□比较大　　□很大

是否做好怀孕准备：□否　　□是

其他（请描述）

询问日期：　　年　　月　　日　　　　　医师签名：

体格检查

身高（cm）

体重（kg）

体重指数心率（次/分）　血压（mmHg）

□精神状态：0正常　1异常（请描述）

□智力：0正常　1异常（□常识　□判断　□记忆　□计算）

□五官：0正常　1异常

□特殊体态：0正常　　1异常

□特殊面容：0正常　　1异常

□皮肤毛发：0正常　　1异常

□甲状腺：0正常　　1异常

□肺部：0正常　　1异常

□心脏节律是否整齐：0是　　1否

□心脏杂音：0无　　1有

□肝、脾：0未触及　　1触及

□四肢脊柱：0正常　　1异常

其他（请描述）

第二性征

□阴毛：0正常　　1异常

☐ 喉结：0有　1无

男科检查

☐ 阴茎：0未见异常　1异常

☐ 包皮：0正常　1过长　2包茎

☐ 睾丸：0扪及体积（ml）左右　1左侧未扪及　2右侧未扪及

☐ 附睾：0正常　1异常

☐ 输精管：0未见异常　1异常

☐ 精索静脉曲张：0无　1有（部位程度）

孕前检查表（丈夫）

临床检验

（检验报告附后）

血型

☐ ABO：1 A 型　2 B 型　3 AB 型　4O 型

☐ Rh：0 阳性　1 阴性

☐ 尿液常规检查：0未见异常　1异常

☐ 梅毒螺旋体筛查：0阴性　1阳性　2可疑

乙肝血清学检查：0阴性　1阳性　2可疑

☐ HBs-Ag　☐ HBs-Ab　☐ HBe-Ag　☐ HBe-Ab　☐ HBc-Ab

肝肾功能检测谷丙转氨酶（ALT）U/L　肌酐（Cr）umol/L

其他（请描述）

检查日期：年月日医师签名：

其他检查

（各地自定检查内容）

主要结果：

检查日期： 年 月 日 医师签名：

调查问卷六

生殖健康服务关怀（女性调查问卷）

1. 您的年龄（周岁）：

2. 民族：①汉族；②回族；③其他少数民族

3. 文化程度：①小学及以下；②初中；③高中、中专；④大专及以上

4. 您生育过几个孩子？①没有孩子；②一个；③两个；④三个；⑤4个及以上

5. 您生育后多长时间首次落实避孕措施？（未落实的，直接回答第12问，第3~11问不需回答）

①三个月以内；②三个月以后；③不需要落实；④至今未落实

6. 你们夫妇目前采取何种避孕节育方法？

①上环；②结扎；③皮埋；④避孕药；⑤未采取任何措施（未采取措施的直接跳至第15问，第7~14问不需回答）

7. 您在采取这种避孕方法前，服务人员向您介绍过这种方法的优缺点吗？

①介绍过；②没有介绍过；③记不清了

8. 您在采取这种避孕方法前有没有在"知情同意书"上签名？（使用避孕套、避孕药的不需回答）

①签过；②没有签过；③记不清了

9. 采取这种避孕措施的一年内您得到过随访吗？（使用避孕套、避孕药的不需回答）

①没有；②有

10. 您在使用这种避孕方法后有什么不适吗？有没有得到及时处理？

①没有不适；②有不适，但得到及时处理；③有不适，没有得到及时处理

11. 采用现在的避孕方法是谁决定的？

①主要由丈夫决定；②主要由妻子决定；③由夫妇二人共同决定；④主要

由村领导或计划生育专干决定；⑤由村领导、计划生育工作人员与夫妇共同商量决定；□主要由计划生育服务提供人员决定；⑥主要由老人决定；⑦由计划生育服务提供人员与夫妇共同商量决定

12. 您对目前采用的避孕节育方法的满意程度如何？

①非常满意；②比较满意；③一般；④不太满意；⑤非常不满意

13. 您目前使用的避孕药具主要从哪儿获得的？

①计划生育服务机构；②妇幼保健中心；③医院；④药店；⑤社区服务中心；⑥单位；⑦私人诊所；⑧村委会

14. 您对目前采用的避孕方法原理以及注意事项的了解程度如何？

①非常了解；②比较了解；③一般；④不太了解；⑤一点不了解

15. 2012年以来，您参加过生殖道感染查治服务吗？

①没有；②有，健康；③有，查出疾病及时治疗；④有，查出疾病没有治疗

16. 您认为性病是经过什么途径传播的？

①不健康的性接触；②食物；③不知道

17. 以下哪几种是预防艾滋病的方法

①拒绝毒品，珍爱生命；②避免不安全的输血；③洁身自爱，不乱性；④性行为时正确使用安全套；⑤不知道

18. 您多长时间更换一次内裤？

①每天；②两天；③三天及以上

19. 您晒放内裤的地点是

①室内亮处或凉台；②室内阴暗处；③凉台，在阳光下充分暴晒

谢谢您参加我们的调查，我们希望能为您提供更好的服务

调查问卷七

生殖健康服务关怀（女性服务需求调查问卷）

一、基本情况

1. 您的居住地点是：_____县（区）_____乡镇（街道）_____村（居委会）

2. 您的出生年月（阳历）是：_____年____月

二、对计划生育 / 生殖健康服务的需求

3. 以下哪方面是您和您周围的人迫切需要知道的生殖健康知识和获得的服务？

①已经很好了，没有什么要求；

②有关人口和计划生育的法律法规知识；

③计划生育技术服务基本项目的免费政策；

④政府对计划生育困难户进行补助的政策；

⑤政府帮助独生子女父母解决养老后顾之忧的政策；

⑥各种避孕节育方法特点；

⑦避孕节育手术的随访服务；

⑧预防婴儿出生缺陷的基本知识；

⑨预防妇女生殖道感染的知识和服务；

⑩预防艾滋病的基本知识；

⑪其他（请说明：　　　　　　　　　）

4. 您在怀孕前后得到过哪些服务？

①没有；②宣传、咨询、指导；③服用营养素

④其他服务（请说明：　　　　　　　　　）

5. 您是否有过避孕失败？

①没有；②有

6. 在生殖健康优质服务方面，您获得了哪些知识和服务？

①通过人口计划生育部门提供的资料、录像等，知道了我国人口的基本状况；

②计划生育工作人员向我们介绍了计划生育的政策法规；

③计划生育服务人员向我们介绍过避孕节育的科学知识和各种方法，以及这些方法的适应症和可能的副作用；

④我们夫妇在选择具体避孕节育方法时得到过医务人员的具体指导；

⑤我们夫妇在做了避孕节育手术后，计划生育部门的同志曾经来进行过探访，或进行过电话随访；

⑥其他（请说明：　　　　　　　　　）

7. 在生殖道感染干预方面，通过计划生育部门您获得了哪些知识？

①知道了生殖道感染的各种情况、产生原因、对健康危害以及预防知识；

②知道了丈夫在预防妻子生殖道感染方面具有重要作用；

③知道了预防生殖道感染是生殖健康的重要内容；

④其他（请说明：　　　　　　　　）

8. 您对计划生育/生殖健康工作还有什么意见和建议，是否还有其他需求？如有，请指出。

调查问卷八

生殖健康服务关怀（男性调查问卷）

1. 您的年龄（周岁）：

2. 民族：①汉族；②回族；③其他少数民族

3. 文化程度：①小学及以下；②初中；③高中、中专；④大专及以上

4. 您生育过几个孩子？①没有孩子；②一个；③两个；④三个；⑤4个及以上

5. 你们夫妇目前采取何种避孕节育方法？

①上环；②结扎；③皮埋；④避孕药；⑤避孕套

（未采取措施的直接跳至第10问，第6~9问不需回答）

6. 采用现在的避孕方法是谁决定的？

①主要由丈夫决定；②主要由妻子决定；③由夫妇二人共同决定；④主要由村领导或计划生育专干决定；⑤由村领导、计划生育工作人员与夫妇共同商量决定

7. 您对目前采用的避孕节育方法的满意程度如何？

①非常满意；②比较满意；③一般；④不太满意；⑤非常不满意

8. 您目前使用的避孕药具主要从哪儿获得的？

①计划生育服务机构；②妇幼保健中心；③医院；④药店；⑤社区服务中心；⑥单位；⑦私人诊所；⑧村委会

9. 您对目前采用的避孕方法原理以及注意事项的了解程度如何？

①非常了解；②比较了解；③一般；④不太了解；⑤一点不了解

10. 您认为性病是经过什么途径传播的？

①不健康的性接触；②食物；③不知道

11. 以下哪几种是预防艾滋病的方法

①拒绝毒品，珍爱生命；②避免不安全的输血；③洁身自爱，不乱性 ④性

行为时正确使用安全套；⑤不知道

12. 男性生殖健康的内涵是什么？

①满意和安全的性生活；②有生育能力；③可以自由决定何时生育；④有权获得安全、有效、经济、可接受的避孕方法；⑤有权获得生殖健康的保健服务；

13. 如何拥有满意的性生活？

①拥有正常的性心理，科学知识、爱心、责任心；②正常的性功能、性技巧

14. 如何保持生殖健康？

①加强锻炼，保持健壮的体魄；②成良好的生活习惯，不酗酒、少吸烟，远离毒品，避免过频的桑拿和热水浴；③注意饮食，避免肥胖和高血脂；④不要盲目服补药，不偏食

15. 您认为男性如何参与计划生育生殖保健？

①计划生育生殖保健是女方单方面的事，与我无关；②关心女方和自己的生殖健康；③与女方共同选择避孕方法

调查问卷九

生殖健康服务关怀（男性服务需求调查问卷）

一、基本情况

1. 您的居住地点是：_____县（区）_____乡镇（街道）_____村（居委会）

2. 您的出生年月（阳历）是：_____年_____月

二、对计划生育／生殖健康服务的需求

3. 以下哪方面是您和您周围的人迫切需要知道的生殖健康知识和获得的服务？

①已经很好了，没有什么要求；

②有关人口和计划生育的法律法规知识；

③计划生育技术服务基本项目的免费政策；

④政府对计划生育困难户进行补助的政策；

⑤政府帮助独生子女父母解决养老后顾之忧的政策；

⑥各种避孕节育方法特点；

⑦避孕节育手术的随访服务；

⑧预防婴儿出生缺陷的基本知识；

⑨预防妇女生殖道感染的知识和服务；

⑩预防艾滋病的基本知识；

⑪其他（请说明：　　　　　　　　　　　　）

4. 你们夫妇是否有过避孕失败？

①没有；②有。

5. 在生殖健康优质服务方面，您获得了哪些知识和服务？

①通过人口计划生育部门提供的资料、录像等，知道了我国人口的基本状况；

②计划生育工作人员向我们介绍了计划生育的政策法规；

③计划生育服务人员向我们介绍过避孕节育的科学知识和各种方法，以及这些方法的适应症和可能的副作用；

④我们夫妇在选择具体避孕节育方法时得到过医务人员的具体指导；

⑤我们夫妇在做了避孕节育手术后，计划生育部门的同志曾经来进行过探访，或进行过电话随访；

⑥其他（请说明：　　　　　　　　　　）

6. 在生殖道感染干预方面，通过计划生育部门您获得了哪些知识？

①知道了生殖道感染的各种情况、产生原因、对健康的危害以及预防知识；

②知道了丈夫在预防妻子生殖道感染方面具有重要作用；

③知道了预防生殖道感染是生殖健康的重要内容；

④其他（请说明：　　　　　　　　　　）

7. 您认为男性在生殖健康方面扮演什么角色？

①男性在生殖健康中起着举足轻重的作用；

②没有男性参与不可能实现整个人群的生殖健康；

③从生理上，男性是性启动者，其后果有妊娠、生育、非意愿妊娠；

④从家庭方面，男性是丈夫、父亲、是家庭核心；

⑤其他（请说明　　　　　　　　　　　）

您对计划生育生殖健康保健工作还有什么意见和建议，是否还有其他需求？

调查问卷十

小学生生殖健康调查问卷

1. 你感觉近期有身体的快速增长吗？

①有 　　　②没有 　　　③不知道

2. 你的乳房开始发育了吗（女生回答）？

①有 　　　②没有 　　　③不知道

3. 你有月经了吗（女生回答）？（月经是指女性每隔一个月左右，子宫内膜发生一次自主增厚、血管增生、腺体生长分泌及子宫内膜崩溃脱落并伴随出血的周期性变化。这种周期性子宫出血的现象，称为月经）。

①有 　　　②没有 　　　③不知道

4. 如果已经来月经，你在月经期间清洗外生殖器吗（女生回答）？

①不清洗 　　②每天清洗 　　③3~5天清洗一次

5. 判断对错：月经发生后，女性就具备了生育宝宝的功能。

①正确 　　　②错误 　　　③不知道

6. 判断对错：爸爸的精子和妈妈的卵子结合形成受精卵，受精卵在妈妈的子宫内生长发育，经过妈妈十月怀胎，生下了宝宝。

①正确 　　　②错误 　　　③不知道

7. 你认为人体的哪些部位是只属于你自己的隐私，别人不能触碰（多选）？

①胸部 　　　②臀部 　　　③生殖器官

8. 隐私部位有哪些特点（多选）？

①不可以暴露 　②不能随便给人看、不能随便给人摸

③不可撞击伤害

9. 如何尊重别人的隐私（多选）？

①进入房间要敲门 　②别人在洗澡、上厕所时，不随便闯入

③不故意去看、摸或伤害别人的隐私部位

10. 下列哪些行为属于性侵害，我们要坚决拒绝（多选）？

①在隐秘的地方，叫你脱下衣服或裤子，摸你的胸部或生殖器部位；

②带你看有很多成人裸体镜头的电影或者视频；

③用他身体的某个部位（生殖器或者嘴巴）接触你身体的隐私部位；

④在公交车、电影院等公共场所摸你身体的隐私部位。

11. 你多长时间清洁阴茎上的包皮垢（男生回答）？

①从不清洗　②每天清洗　③2~3天　④5~7天

12. 你多长时间清洗下身（女生回答）？

①从不清洗　②每天清洗　③2~3天　④5~7天

13. 你如何清洗内衣裤？

①自己有独立的清洗器具，独立清洗

②和家人共用洗衣机，和其他衣物一起清洗

③用洗脚盆洗　④不知道

14. 你清洗干净的内衣裤如何晾晒？

①阳光暴晒　　②阴干　　　③不知道

15. 每天便后，如何进行擦拭？

①从前向后　　②从后向前　　③不知道

调查问卷十一

青少年生殖健康调查问卷

第一部分：基本信息

1. 你的年龄：_____（周岁）

2. 你的年级：_____

3. 性别：①□男　②□女

4. 民族：①□汉族　②□回族　③□满族　④□其他少数民族

5. 你现居住地址：①□城市　②□农村　③□城乡结合部

6. 你现在和谁居住在一起：①□父母　②□爷爷奶奶／姥姥姥爷　③□其他

7. 你是独生子女吗？①□是　②□不是

8. 你父母的婚姻状况：①□和睦　②□一般　③□离异

9. 你父亲文化程度：

①□小学　②□初中　③□高中／中专

④□大学本科／大专　⑤□研究生及以上

10. 你母亲文化程度：

①□小学　②□初中　③□高中／中专

④□大学本科／大专　⑤□研究生及以上

第二部分：卫生习惯

11. 你是否定期清洗外生殖器？

①□是　②□否

12. 你认为应该多长时间清洗一次外生殖器？

①□不用定期清洗　②□每天　③□2~3天

④4~5天　⑤6~7天　⑥□≥8天

13. 你清洁外生殖器的器具是单独使用还是和其他人共用？

①□单独使用　②□和其他人共用　③□不知道

14. 你如何清洗内衣裤？

①□自己有独立的清洗器具，独立清洗

②□和家人共用洗衣机，和其他衣物一起清洗

③□用洗脚盆洗　④□不知道

15. 你清洗干净的内衣裤如何晾晒？

①□阳光下暴晒　②□阴干　③□不知道

16. 每天便后，你如何进行擦拭？

①□从前向后擦拭　②□从后向前擦拭　③□不知道

17. 如果已经来月经，你在月经期间清洗外生殖器吗？（注：该题仅女同学回答，已经来月经者回答，未来月经者不答）

①□不清洗　②□每天清洗　③□2~3天清洗一次　④□4~5天清洗一次

第三部分：健康环境

18. 父母跟你谈论过青春期生理知识吗？

①□没有　②□说过一点，我觉得还差很多

③□说过比较多，我觉得还差一些

④□说过非常多，我想知道的都告诉我了

19. 你主要通过哪些途径了解青春期生殖健康知识（可多选）？

①□父母　②□老师　③□同学或朋友

④□传统媒体（报纸杂志、书籍、电视、广播、影碟）　⑤□网络

20. 你支持学校开设生殖健康知识课吗？

①□支持　②□不支持　③□无所谓

21. 在生殖健康相关知识培训上，你觉得？

①□太少　②□不多不少，刚好　③□太多　④□无所谓

22. 你对青少年生殖健康培训感兴趣的部分是？

①□男女性生殖系统解剖知识　②□如何预防生殖健康疾病

③□避孕知识　　　　　　　④□卫生保健知识　　⑤其他

第四部分：健康知识（判断题）

23. 月经的经血是因为排卵后未受孕，子宫内膜剥落而引起的。

①□正确　　　　　②□错误　　　　　③□不知道

24. 月经期间，洗澡采用淋浴比较合适。

①□正确　　　　　②□错误　　　　　③□不知道

25. 产生女性卵子的器官是卵巢。

①□正确　　　　　②□错误　　　　　③□不知道

26. 制造男性精子的器官是阴茎。

①□正确　　　　　②□错误　　　　　③□不知道

27. 男生应避免穿过厚、过紧的裤子，以免影响生殖的功能。

①□正确　　　　　②□错误　　　　　③□不知道

28. 无论男女，都要经常清洗下身，且洗脚和清洗下身的器具一定不能混用。

①□正确　　　　　②□错误　　　　　③□不知道

第五部分：预防性病/艾滋病知识

29. 艾滋病病毒能通过蚊虫叮咬进行传播。

①□正确　　　　　②□错误　　　　　③□不知道

30. 预防性病艾滋病首先要洁身自好。

①□正确　　　　　②□错误　　　　　③□不知道

31. 目前还没有可靠的疫苗预防艾滋病。

①□正确　　　　　②□错误　　　　　③□不知道

问卷到此结束，真诚感谢你的配合！

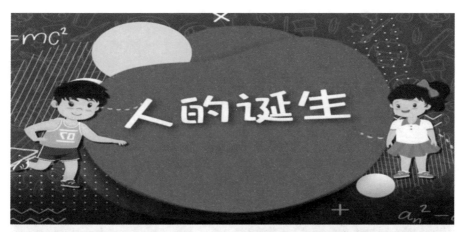

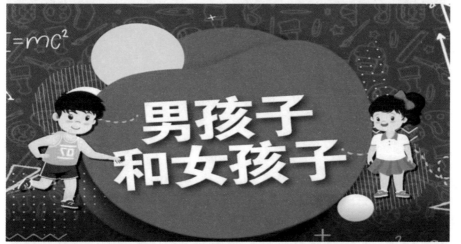

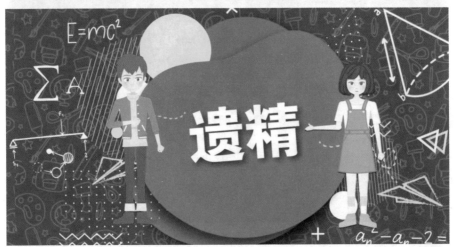

（来源：宁夏回族自治区生殖健康技术指导服务中心制作）